Pulsdiagnose

aus Sicht der ayurveda

Dr. Vinod Verma

Pulsdiagnose

aus Sicht der ayurveda

Gayatri Books International

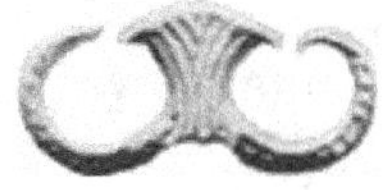

Dieses Buch wurde zum Zwecke der Bildung und Selbsthilfe geschrieben. Die Teile, die sich auf Heilung beziehen, sind nicht dafür gedacht, einen Arzt zu ersetzen. Die Autorin und der Herausgeber sind auf keinen Fall verantwortlich zu machen für medizinische Klagen bezüglich des in diesem Buch publizierten Inhalts. Die Nutzung der in diesem Buch veröffentlichten Methoden für kommerzielle Zwecke bedürfen der vorherigen Genehmigung der Autorin. Für weitere Informationen kontaktieren Sie bitte direkt die Autorin unter ayurvedavv@yahoo.com oder ayurvedavv@ gmail.com.

Herausgegeben von Gayatri Books International, Himalayan Centre, Village Astal, Dunda, Uttarkashi-249151, Uttarakhanda, India. Diese Adresse ist Gerichtsstandort.

Originale version: English. Die Übersetzungsrechte liegen bei der Autorin. Kontaktieren Sie sie dafür unter ayurvedavv@yahoo.com.

Webseite von Dr. Vinod Verma: www.ayurvedavv.com

ISBN-13: 978-1727598063
ISBN-10: 1727598067

Vorwort

Ayurveda, die Wissenschaft der Gesundheit und Heilung aus dem alten Indien, ist schon seit der Antike Teil der hinduistischen Tradition. Es handelt sich dabei aber keineswegs um eine immer gleichbleibende Weisheit aus alten Zeiten, sondern um eine sich stetig weiter entwickelnde und dynamisch ausbreitende Wissenschaft. In sie sind Weisheiten aus aller Welt eingegangen. Im Hindu tradition haben die Veden als heilige Schriften oberste Autorität, und alle in diese Tradition eingegangenen Methoden und Denkschulen hatten die von den Veden vorgegebenen Prinzipien der Kosmogonie und Kosmologie als ihre Grundlage anerkannt.

Im Hindu tradion sind alle Disziplinen des Wissens streng systematisiert, und das gilt auch für Ayurveda, das wörtlich übersetzt Wissenschaft vom Leben bedeutet. Wie in anderen Disziplinen wurde auch im Ayurveda jede neue Erkenntnis erst nach Experimentieren und langfristiger Forschung als in das System passend aufgenommen. Die alten Gelehrten waren auch besonders genau in Bezug auf den genauen Wortschatz der Terminologie der neuen Disziplin.

Die Pulsdiagnose ist nicht Teil der schriftmäßigen ayurvedischen Tradition, sondern wurde erst später, wahrscheinlich im 6. oder 7. Jahrhundert nach Christus, darin eingebunden. Sie scheint aber im Mittelalter bereits vollkommen und offiziell in das System integriert gewesen zu sein. Sobald eine Disziplin von einem speziellen System der traditionellen hinduistischen Weisheit angenommen wird, wird sie geschützt und bewahrt, das ist eine geheiligte Qualität dieser Tradition. Tatsächlich ist es die einzige Tradition auf der Welt, die seit der Antike in vielerlei Hinsicht unverändert bewahrt wurde.

Die Einbindung von Wissen aus externen Quellen in die Hindu Tradition geschah immer über einen längeren Zeitraum hinweg, aber letztlich so perfekt, dass dieses neue Wissen in keiner Weise mehr fremd erscheint. Im ersten Schritt wurden die Denkmuster oder Techniken erst nach mehreren Jahrhunderten des langsamen Einsickerns offiziell in die Schriften integriert und waren zu diesem Zeitpunkt bereits an die übrigen Umgebungen und Traditionen angepasst. Der zweite Schritt erfolgte durch die Weisen, die die Terminologie entwarfen, über die Beziehung zwischen der neuen Erkenntnis und dem traditionellen Hindu Gedankengut berichteten und geeignete Literatur zum neuen Thema zusammenstellten. Die Anpassung an die Prinzipien erfolgte so perfekt, dass es bereits ein Jahrhundert später schwierig war, zwischen ursprünglichem und fremden Wissen zu unterscheiden.

Die Pulsdiagnose als integraler Teil der ayurvedischen Praxis hat eine ähnliche Geschichte. Sie ist nicht Teil der vedischen Tradition und wurde weder von Charaka noch von Sushruta erwähnt. Sie taucht in der ayurvedischen Literatur erstmalig im Mittelalter auf. Trotzdem gibt es viele ayurvedische Acharyas, die behaupten, dass die Pulsuntersuchung aus vedischen Zeiten stammt. Ich bin auf dieses Thema im zweiten Kapitel eingegangen, um den Ursprung der Pulsdiagnose aus der chinesischen Tradition zu illustrieren. Dem Leser wird die Beschreibung der ayurvedischen Pulsdiagnose abweichend von jener der chinesischen dieses Buches erscheinen. Der Ursprung dieser Idee, dass der Pulsschlag der Blutgefäße einzigartige Informationen über unser Körpersystem in sich trägt, ist jedoch höchstwahrscheinlich chinesisch.

Den Austausch des Wissens zwischen den verschiedenen Kulturen dieser Welt hat es schon immer gegeben. Der einzige Unterschied zur heutigen Zeit ist, dass die Geschwindigkeit in früheren Zeiten um vieles langsamer war. Ich weiß nicht, ob Hippokrates jemals Sushruta oder seine Schüler traf, aber die folgende Geschichte zeigt, dass schon in uralten Zeiten wissenschaftliche und medizinische Weisheiten integriert und synthetisiert wurden. Im Jahre 1992 überreichte ich mein Grundlagenbuch über Ayurveda meinem Französischprofessor René Couteaux. Professor Couteaux ist ein europäischer Weiser mit ungeheurem Wissen über die alten Zivilisationen. Nachdem er das Buch gelesen hatte, erzählte er mir über die erstaunlichen Parallelen zwischen der in meinem Buch beschriebenen ayurvedischen Weisheit und den Aphorismus des Hippokrates, die er in den 40er Jahren als Medizinstudent in Paris studiert hatte.

In der heutigen Zeit ist die Welt ein kosmisches Dorf geworden, und es ist an der Zeit, dass wir die medizinischen Weisheiten ineinander einfließen lassen, damit die Menschheit aus der auf der Welt vorhandenen Weisheit den größten Nutzen ziehen kann. Ob Sie in China, Russland, Mexiko oder Brasilien beheimatet sind, spielt keine Rolle für die Wahl der Behandlung— sei sie ayurvedisch, chinesisch, tibetanisch, schamanistisch oder nach westlicher Medizin. Dieses Buch ist eine meine Bemühungen, die multikulturelle Weisheit der Welt der Allgemeinheit in integrierter Form zur Verfügung zu stellen.

Ich habe mit der Absicht geschrieben, dem interessierten Leser nicht nur die historischen und anderen theoretischen Aspekte der Pulsdiagnose näher zu bringen, sondern ihn auch zu inspirieren, diese Diagnosemethode praktisch anzuwenden. Ich habe deshalb zur Erläuterung der Pulsvariationen bei verschiedenen Gesundheits- und Krankheitszuständen die moderne Terminologie angewendet. Die klassische Terminologie orientiert sich hauptsächlich an Tierbewegungen. Ich begründe das damit, dass man die Phänomene des Pulses nicht verstehen würde, wenn man die Natur nicht direkt erlebt und diese Bewegungen der Tiere nicht über lange Zeit „gefühlt" hat. Meine Erfahrungen im ayurvedischen Unterricht zeigen mir, dass die Studenten den Tiervergleich zwar bereitwillig akzeptieren, diesen aber technisch nicht für die Pulsdiagnose umsetzen können. Ich hoffe deshalb, dass die neue auf Klang und Rhythmus basierende Terminologie zu einem besseren Verständnis beiträgt. Zusätzlich wird dem Leser durch ein neunstufiges Lernprogramm zur Untersuchung des Pulses zu Diagnosezwecken der Zugang zu dieser Weisheit ermöglicht. Beim Erlernen dieses Wissens mit mir oder einem anderen Lehrer ist die schrittweise praktische Übung über längere Zeit für die Studenten entscheidend. Das Erlernen der Pulsuntersuchung kann mit dem Erlernen von Konzentrationsübungen und Meditation verglichen werden. Der Meister oder Guru kann Ihnen den Weg weisen, aber Sie müssen ihn selbst gehen.

Vinod Verma
September 2018
www.ayurvedavv.com

INHALT

1
Einführung in Ayurveda

Die Ayurveda-Lehre ist die Weisheit über das Leben aus uralten Zeiten Indiens. Einige nennen sie ‚die Wissenschaft des Lebens'. Ayurveda erläutert uns nicht nur die Kunst des Lebens, sondern liefert uns auch das notwendige Handwerkszeug. Stellen sich Hindernisse ein, wie geistige oder körperliche Schmerzen, Unpässlichkeiten, Krankheiten oder Leiden, bietet sie Heilmittel an und beschreibt Methoden, um das Gleichgewicht und die Harmonie des Körpers wieder herzustellen. Ayurveda ist zusätzlich auch die Wissenschaft der Verjüngung, zur Steigerung der Vitalität und Minimierung des Alterungsprozesses. Ayurveda ist nicht nur ein medizinisches System aus dem alten Indien, wie viele annehmen. Es handelt sich dabei um eine umfassende Wissenschaft des Lebens, die auch Anregungen anbietet, wie man sein Leben bereichern, es glücklich und frei von Krankheiten gestalten und die Freuden des Lebens genießen kann. Die Lehre gibt auch Anleitungen zur Optimierung der Lebensqualität und zur Verlängerung des Lebens. All dies geschieht nicht nur mit Heilmitteln natürlichen Ursprungs und ausgewogener Ernährung, sondern auch durch mentale und spirituelle Bemühungen des Einzelnen. Das Wort ‚*Ayus*' bedeutet eigentlich Leben bzw. Lebensdauer (die Zeitspanne zwischen Geburt und Tod), und *Veda* bedeutet Weisheit. Folglich handelt es sich bei dieser Weisheit der alten Schriften um die Gesamtheit des Lebens an sich, und zwar im Hinblick auf die individuellen Bedürfnisse des Einzelnen hinsichtlich körperlicher und geistiger Gesundheit, Familienstruktur, sozialer Gegebenheiten, Umgebung und spiritueller Entwicklung.

Die Geschichte des Ayurveda

Man sagt, dass Ayurveda so alt wie die Menschheit selbst ist, und dass Brahma diese Tradition ins Leben rief, als er das Universum erschuf. Es scheint allerdings in der menschlichen Natur zu liegen, allen Dingen, die Behagen und Erleichterung schaffen, einen göttlichen oder heiligen Status zu verleihen. In der späteren Geschichte des Ayurveda, ungefähr im 6. Jahrhundert nach Christus, hat der ayurvedische Arzt Vagbhata seine Ansichten zum göttlichen Status der Ursprünge des Ayurveda geäußert, um dieser Disziplin die oberste Bedeutung zuzuweisen. Jedenfalls finden sich die ersten schriftlichen Hinweise über Ayurveda in den heiligen Büchern Rig Veda und Atharva Veda. Nach neuesten Forschungen sind die Veden zwischen 3500 bis 5000 Jahre alt. Die mündliche Überlieferung der Veden ist sogar noch älter. Rig Veda ist das älteste Buch der vier Veden. Nach Rig Veda entstanden Yajur Veda und Sam Veda, während Atharva Veda das letzte der heiligen Bücher darstellt. Im Rig Veda finden sich verschiedene Hinweise auf medizinische und heilende Künste, während Atharva Veda (das Buch des Feuers) die Quelle des Ayurveda aus dem alten Indien ist. Es ist nicht nur eine Abhandlung über Medizin, sondern beschäftigt sich auch mit anderen Aspekten des Lebens, wie den Elementen der Natur, Sozialwesen, Politik, rituellen Praktiken und so weiter. Und im Atharva Veda finden wir auch die ersten Hinweise auf die drei Hauptenergiequellen des Körpers — Vata, Pitta und Kapha. Atharva Veda äußert sich auch über spirituelle Heilungen durch verschiedene Zeremonien. Die Verwendung der spirituellen Therapie gemeinsam mit rationalen Methoden wird im Atharva Veda besonders hervorgehoben; es ist eine sehr eindrucksvolle Dokumentation aus uralten Zeiten, die über die dreidimensionale holistische Therapie Auskunft gibt — mit einer rationalen, psychologischen und spirituellen Dimension. Die rationale Therapie erfolgte mit Medikamenten aus Pflanzen oder Mineralien, die psychologische durch Rituale und Zeremonien mit sich wiederholenden Mantras, während die spirituelle Therapie hauptsächlich in Zusammenhang mit der Verehrung der kosmischen Kräfte, wie der Sonne und des Mondes, der Bäume, Berge und Flüsse etc. durchgeführt wurde. Es kann sich dabei um die Abwehr von Infektionen oder um die Erleichterung des Gebärens handeln oder kann auch der Werbung eines Mannes um eine Frau förderlich sein. Atharva Veda ist reich an Zeremonien für all diese Gegebenheiten. Heilpflanzen werden mit Respekt behandelt, und man erweist ihnen Dankbarkeit. Folgendes sagt man über unser bekanntestes Küchengewürz, Kurkuma-Haldi, das auch in unserer Zeit verwendet wird:

‚Voller Vitalität, oh *Haridre!* (Kurkuma oder Turmeric) bist Du das beste aller Heilmittel, wie die Sonne während des Tages und der Mond während der Nacht.'

Atharva Veda

Im Atharva Veda sind medizinisch wirksame Pflanzen in Gruppierungen angeführt, die zur Behandlung verschiedener Hautkrankheiten dienen (I, 24). Es werden nicht nur Krankheiten, wie zum Beispiel Hepatitis, Malaria, Typhus,

Tuberkulose, Epilepsie etc. beschrieben, sondern auch anatomische Details des menschlichen Körpers. Ich bin auf dieses Thema in meinem Buch *Ayurveda, der Weg des gesunden Lebens* näher eingegangen.

In späterer Zeit wurde Ayurveda als separates Buch (Veda) aus den vier alten Veden zusammengestellt. Der vollständigste und detaillierteste Text, der uns über Ayurveda zur Verfügung steht, wurde mindestens tausend Jahre später als Atharva Veda niedergeschrieben und heißt Charaka Samhita. Die Grundlagen des Charaka Samhita wurden vom Weisen Atreya um 1000 vor Christus formuliert. Atreya entwickelte diese aus den Gesprächen und Diskursen der verschiedenen Themen des Ayurveda mit Schülern und Weisen, die als Symposien in verschiedenen Teilen des Landes stattfanden. Der herausragendste seiner Schüler war Agnivesha, der diese Diskussionen in der Abhandlung Agnivesha-Tantra dokumentierte. Ungefähr drei Jahrhunderte später wurde dieser Text von Charaka erweitert und verfeinert, er ist als Charaka Samhita bekannt. Etwa im 4. Jahrhundert nach Christus formulierte Dridhabala eine neue Niederschrift des Charaka Samhita mit vielen Zusätzen aus relevanten zeitgenössischen Unterlagen; das ist die uns zur Zeit vorliegende Version. *Der vollständigste Text des Charaka Samhita und seine englische Übersetzung wurde von Acharya Priya Vrat Sharma zusammengestellt.*

Eine weitere bedeutende Ayurveda Schule aus dem alten Indien ist Dhanvantari und entstand wahrscheinlich um die selbe Zeit wie die des Atreya. Es handelt sich jedoch dabei um eine ausschließlich chirurgische Schule. Der von dieser Schule verfügbare Text heißt Sushruta Samhita und wurde vom großen Arzt und Chirurgen Sushruta, einem Zeitgenossen Charakas, zusammengestellt. Sushruta Samhita ist besonders deshalb sehr wertvoll, weil der Text nicht nur die Grundlagen der Medizin, sondern auch Techniken der Chirurgie und der Rhinoplastik sowie einzelne chirurgische Instrumente beschreibt.

Ashatanga Samgraha und Ashatanga Hridya wurden im Jahre 6 vor Christus von Vagbhata niedergeschrieben. Er fasste die Ansichten Charakas und Sushrutas zusammen und fügte eigene wissenschaftliche Daten über die Behandlung von Krankheiten hinzu.

Ich möchte hier nicht weiter über den geschichtlichen Hintergrund ins Detail gehen. Es ist aber wichtig zu erwähnen, dass die ayurvedische Literatur zusätzlich zur gesunden Lebensweise, den Grundlagen der Allgemeinmedizin und Chirurgie, auch folgende acht Spezialdisziplinen beschreibt:

1. Innere Medizin
2. Kinderheilkunde
3. Augenheilkunde und Hals-Nasen-Ohrenheilkunde
4. Psychiatrie
5. Chirurgie und Rhinoplastik
6. Toxikologie
7. Verjüngung und Langlebigkeit
8. Virilität, Sexualität und Fruchtbarkeit

Ayurveda wurde als Teil der lebendigen Tradition Indiens stetig weiter entwickelt und erweitert. Mit der Ausbreitung des Islams kam die Lehre bis Bagdad, wo sie auch das medizinische System Unani beeinflusste. In der heutigen Zeit hat die ayurvedische Weisheit Einfluss auf Allopathie und Homöopathie ausgeübt.

Im Charaka Samhita finden sich Beschreibungen der Umwelt, der Wasser- und Luftqualität und der abträglichen Umwelteinflüsse auf Wetter, Klima etc. Da in einem holistischen System alles untereinander in Beziehung steht, sind verschlechterte Umweltbedingungen, Wetter- und Klimaänderungen nebst anderen Faktoren von höchster Bedeutung. Es ist bekannt, dass Nahrungsmittel und medizinische Pflanzen, die unter abträglichen Umweltbedingungen wachsen, mit hoher Wahrscheinlichkeit ihre Wirksamkeit einbüßen; und das führt zu einem erheblichen Qualitätsverlust des gesamten Lebens.

Die umfangreiche Weisheit des Charaka Samhita kennt keine räumlichen oder zeitlichen Grenzen, und wir sollten daraus Nutzen ziehen. Leider denken manche Leute aus unserem eigenen Land wie auch aus dem Ausland, dass es bei Ayurveda nur um die Verschreibung von Heilmitteln für verschiedene körperliche Leiden geht.

Charaka definiert Ayurveda besonders gut wie folgt:

Das, welches von guten-bösen, glücklichen-unglücklichen Aspekten des Lebens handelt, von Förderern und Nicht-Förderern des Lebens und deren Natur und Maßen.

Charaka Samhita, Sutrasthana

Die Grundlagen des Ayurveda

Ayurveda basiert auf der kosmischen Einheit. Im Kosmos ist alles untereinander verbunden und voneinander abhängig. Der kausative Faktor der alles begründenden kosmischen Einheit ist der gemeinsame Nenner aller existierenden Dinge und Lebewesen. Die fünf Elemente oder Mahabhutas sind für alles Existierende verantwortlich. Diese sind der Äther (Raum), Luft, Feuer, Wasser und Erde. Ohne Raum kann nichts existieren. Er ist der primäre Faktor. Feuer braucht sowohl Luft als auch Raum, um zu existieren. Die Existenz des vierten Elementes Wasser ist von den drei vorangehenden Elementen abhängig. Wasser hat auch ein warmes Element. Man denke nur an die Eiszeit und die darauf folgende Entwicklung. Erde ist das fünfte Element. Sie benötigt alle anderen vier Elemente, um zu existieren. Es ist das vollständigste und schwerste aller Elemente.

Wie wir täglich beobachten, sind die fünf Elemente des Kosmos dynamisch, wohl koordiniert, sie bilden ein perfektes System. Die Sonne bringt uns täglich Wärme und Licht, und die Dunkelheit der Nacht wird von Sternen und den wechselnden Phasen des Mondes erhellt. Es gibt Wolken, Regen, Schnee, und die Flüsse strömen ihrem Ziel entgegen. Durch die Dynamik der fünf Elemente werden Samen zu Sprossen; verlieren Bäume ihre Blätter und bekommen neue. Das Lebewesen aus der Pflanzen- oder Tierwelt stirbt, und neues Leben entsteht. In diesem dynamischen Kosmos gibt es keinen unbewegten Moment, und Veränderung ist nur ein anderes Wort für Zeit. Nichts geht verloren, und alles befindet sich in einem ständigen Veränderungsprozess.

Wie der Kosmos ist auch ein individuelles Lebenssystem perfekt und dynamisch. Es ist Teil des Kosmos und besteht gleichermaßen aus den fünf zugrundeliegenden Elementen. Aber die Elemente eines Lebenssystems sind in Form von drei Energien oder Doshas präsent, um alle Funktionen dieses einen Systems zu erfüllen. Zur Erfüllung aller mentalen und körperlichen Funktionen des Körpers arbeiten die drei Energien untereinander koordiniert zusammen und ergeben ein perfektes System. Der Körper besitzt weitere kleinere Systeme oder Organismen, die wiederum ihre individuellen Funktionen erfüllen, und die drei Energien koordinieren auch diese Funktionen. Diese Energien heißen in der ayurvedischen Fachsprache Vata, Pitta und Kapha, und jede dieser Energien besitzt Funktionen wie die Elemente, von denen sie abgeleitet sind.

Die dynamischen Energien des Körpers: Vata, Pitta und Kapha

Vata entsteht aus den Elementen Äther und Luft, und seine Funktionen stehen mit diesen beiden Elementen in Verbindung. Äther oder Raum ist allgegenwärtig, und Luft ist beweglich. Alle Funktionen, die in Zusammenhang mit Bewegung bzw. Raum stehen, werden mittels Vata ausgeübt.

Feuer erzeugt die Pitta Energie des Körpers, und daher ist Pitta das Feuer oder *Agni* des Körpers. Das Wort Agni wird im Ayurveda in Zusammenhang mit Verdauung und Assimilation verwendet. In der ayurvedischen Fachsprache ist Agni ein Teil des Pitta, denn Pitta hat noch einige andere zusätzliche Funktionen, wie im folgenden angeführt.

Kapha bildet den festen Bestandteil des Körpers und ist für die Entstehung von neuen Zellen verantwortlich. Auch der Körper eines erwachsenen Menschen braucht ständig neue Zellen. Unser Körper benötigt Sekretionen unterschiedlicher Art. Die innere Deckschicht des Verdauungssystems und der Gebärmutter besteht aus Endothelzellen, die sich ständig erneuern.

Kapha bildet die feste Struktur des Körpers und ist für den Zusammenhalt der verschiedenen Körperorgane untereinander verantwortlich. Es trägt zur Festigkeit und Schwere des Körpers bei und ist für sexuelle Potenz, Kraft, Nachsicht und Zurückhaltung verantwortlich.

Sowohl der Körper als auch der Kosmos sind dynamisch und bestehen aus den selben Grundbestandteilen – den fünf Elementen. Genauso wie wir das Gleichgewicht der fünf Elemente im Kosmos zur Herstellung von Ordnung und Harmonie im kosmischen System benötigen, brauchen wir für unsere Gesundheit die Ausgewogenheit dieser Elemente, aus denen unser Körper in Form von drei Energien besteht. Es mag abstrakt anmuten, sich fünf Elemente im Körper in Form von Vata, Pitta und Kapha vorzustellen. Leichter ist es, das System der drei Energien im Körper und deren Gleichgewicht zu erfassen, wenn wir zuerst verstehen lernen, wie die fünf Elemente das kosmische Gleichgewicht erhalten und was die Folgen einer Störung dieses Gleichgewichtes sind.

Stellen wir uns einen ruhigen Tag vor, nicht zu heiß, auch nicht zu kalt. Es weht ein milder Wind, und die Feuchtigkeit der Luft hat einen idealen Wert. Alles erscheint ruhig und gelassen, und wir fühlen uns wohl in dieser Atmosphäre. Stellen wir uns nun einen anderen Tag mit starken Windböen vor. Der Wind kann Bäume entwurzeln und vieles zerstören. Fallen Bäume in einen Fluss, besteht die Gefahr einer

Überflutung. Erstens ist hier das Element Wind nicht im Gleichgewicht. Es wirkt störend auf die Erde ein und entwurzelt Bäume. Die Bäume hingegen sind nicht mehr, wo sie sein sollten, sondern dort, wo sie nicht sein sollten. Daher stört der heftige Wind auch das Element Raum. Im Falle einer Überflutung ist auch das Element Wasser gestört, da es in die Felder fließt und die Ernte zerstört. Überdies ist das Element Erde im Ungleichgewicht. Wir sehen daher, dass das gesamte System gestört ist, sobald auch nur eines der Naturelemente nicht richtig funktioniert. In ähnlicher Weise müssen die drei Energien oder Doshas des Körpers, die aus den fünf Elementen bestehen, ihre Funktionen in Harmonie zu einander ausüben, damit der Körper gesund bleibt. Ist nur eine dieser Energien gestört, geraten wir in ein Ungleichgewicht, das unserer Gesundheit abträglich ist.

Betrachten wir andere Beispiele aus der Natur. Ein zu heißer oder regenloser Sommer, Dürre oder Unglücksfälle mit dem lebensspendenden Feuer, Fluten oder Erdbeben führen zu Zerstörungen. Ebenso etabliert sich eine der Gesundheit abträgliche Störung, wenn das Gleichgewicht der fünf Elemente in unserem Körpersystem nicht erhalten wird. Unser Körpersystem ist mit anderen Worten auf die gleiche Art und Weise gebaut wie die Natur. Es wird von unnatürlichen Handlungen gestört, wenn wir uns etwa gegen die Natur betätigen, zu viel oder zu wenig oder zu oft essen, in der Nacht nicht schlafen, oder während des Tages schlafen, oder wenn wir nicht darauf achten, zur rechten Zeit unsere Exkremente abzusetzen.

Individuelle Abweichungen

Menschen unterscheiden sich auf Grund einer geringfügigen Abweichung ihrer Grundkonstitution von einander, die im Ayurveda Prakriti genannt wird. Dieser Unterschied ist in verschiedenen Proportionen der drei Hauptenergien begründet. Es ist genau das, was uns von einander und von Maschinen unterscheidet, anders als die moderne Medizin es mitunter darstellt. Prakriti beschreibt nicht nur die Variationen der körperlichen Gestalt, sondern auch die Persönlichkeitstypen einzelner Individuen. Die Grundkonstitution eines Menschen ist bei der ayurvedischen Behandlung von großer Bedeutung. Die genaue Kenntnis der eigenen Basiskonstitution bzw. des eigenen Prakriti ist Voraussetzung für ein Verständnis jeden Aspektes der ayurvedischen Lehre.

Auch Geschwister unterscheiden sich von einander in ihren Vorlieben und Abneigungen von Nahrungsmitteln, ihren Reaktionen auf Wetter und Klima, in der Reaktion auf Medikamente, in der Art und Weise, wie sie sich in verschiedenen Situationen verhalten, und durch andere Persönlichkeitsmerkmale. Nach Ayurveda hat jeder von uns von Geburt an eine individuelle Konstitution. Diese ist die Basis für unsere physiologischen und psychologischen Reaktionen. Zur Erhaltung der Gesundheit ist es wichtig, diese individuelle Konstitution genau zu betrachten.

Im individuellen Prakriti eines Menschen ist eine oder mehrere der Energien vorherrschend und für die besondere Ausprägung der Eigenschaften dieses Doshas verantwortlich. Zum Beispiel sind Pitta Prakriti Menschen hitzeempfindlich, schwitzen viel und essen und trinken reichlich. Vata Prakriti Persönlichkeiten sind agil und bewegen sich rasch. Kapha Prakriti Menschen hingegen sind langsam und gesetzt in ihren Bewegungen und sind toleranter als die beiden erstgenannten. Eine Person mit gemischtem Prakriti kann verschiedene

Eigenschaften zu verschiedenen Zeiten und in unterschiedlichen Situationen aufweisen.

Die sieben sorten Prakriti-

VATA   PITTA
KAPHA
 VATA-PITTA   PITTA-KAPHA
VATA-KAPHA
SAMADOSHA (alle Energien gleichermaßen ausgeprägt)

Bestimmung des eigenen Prakriti

Lernen Sie die Eigenschaften jedes Prakriti kennen, damit Sie sich selbst verstehen können.

Körpereigenschaften und Persönlichkeitsmerkmale von Menschen mit Vata Prakriti

1.	kälteempfindlich, frösteln leicht
2.	beweglich
3.	rasche und uneingeschränkte Bewegungen
4.	schnelles Handeln

5. trockene Haut
6. trübe Augen und eher matter Teint
7. feste Haare und Nägel
8. vorstehende Adern
9. besorgt und furchtsam, rasch ihre Gefühle zeigend
10. leicht reizbar

Körpereigenschaften und Persönlichkeitsmerkmale von Menschen mit Pitta Prakriti

1. hitzeempfindlich
2. meist heißes Gesicht
3. empfindliche Organe
4. Tendenz zu Muttermalen, Sommersprossen und Pickel
5. glänzender Teint und rötliche Augen
6. übermäßig hungrig und durstig
7. Tendenz zum Haarausfall
8. Körpergeruch
9. Intoleranz und wenig Ausdauer
10. leicht zu ärgern, besonders wenn sie hungrig sind

Körpereigenschaften und Persönlichkeitsmerkmale von Menschen mit Kapha Prakriti

1. langsam im Sprechen und Handeln
2. gesetzte Bewegungen
3. gut befestigte und starke Bänder
4. klare Augen, klares Gesicht und klarer Teint
5. wenig Hunger und Durst, geringes Schwitzen
6. unordentlich
7. kommen langsam in Schwung
8. langsame Entscheidungsfindung
9. geduldig und tolerant
10.im Allgemeinen zufrieden

Die oben beschriebenen Haupteigenschaften von drei verschiedenen Prakriti-Typen dürften Sie zu der Frage veranlassen: ‚Zu welcher Gruppe gehöre ich?‘ Mancher mag festgestellt haben, dass Eigenschaften von zwei oder drei oben angeführten Energien zutreffend sind. Solche Personen haben offensichtlich ein gemischtes Prakriti.

Gemischtes Prakriti

Wie aus obigen Ausführungen ersichtlich gibt es Vata-Pitta, Vata-Kapha und Pitta-Kapha Ausprägungen. Bei Personen mit gemischtem Prakriti können verschiedene Anzeichen in unterschiedlichen Phasen, Situationen oder unterschiedlichen Körperteilen auftreten. Zum Beispiel können sie manchmal eine rasche Reaktion und Entscheidungskraft haben und aktiv an Dinge herantreten, zu anderen Zeiten jedoch langsam und unentschlossen reagieren. In diesen letztgenannten Perioden sind solche Personen gelassen und treffen wohl überlegte Entscheidungen, während sie in ihren aktiven Phasen impulsive Entscheidungen treffen, die sie später vielleicht bereuen. Bestimmte Teile ihres Körpers haben möglicherweise eine weiche Haut, während sie an anderen Stellen durchaus trocken und rau sein kann. Personen mit diesen Merkmalen haben ein **Vata-Kapha** Prakriti. Rufen wir uns die Merkmale dieser beiden Energien in Erinnerung. Einerseits sind Wind und weiter Raum vorherrschend, anderseits aber Erde und Wasser im Ruhezustand. Daher verfügen solche Personen über die Trockenheit des Windes und die Feuchtigkeit des Wassers.

Menschen mit **Vata-Pitta** Prakriti sind zu manchen Zeiten schrecklich hitzeempfindlich, zu anderen Zeiten wiederum eher kälteempfindlich und sehnen sich nach Hitze. Sie mögen an manchen Körperteilen übermäßig schwitzen, während andere vollkommen trocken sind. Hunger und Durst sind von Zeit zu Zeit vollkommen unterschiedlich ausgeprägt. Genauso kann der Teint glänzend oder matt sein. Solche Personen weisen sowohl Vata als auch Pitta Merkmale auf. Nicht nur Feuer, sondern auch Wind beeinflussen sie. Der Wind lässt das Feuer unterschiedlich hoch lodern und nimmt ihm seine Stabilität. Gleichermaßen produziert Feuer Hitze, die wiederum den Wind beeinflusst.

Menschen mit **Pitta-Kapha** Prakriti haben einerseits Feuer, anderseits Wasser, also vollkommen gegensätzliche Eigenschaften. Die Schwere der Erde gibt diesem widersprüchlichen Zustand jedoch Stabilität. Sind solche Personen an manchen Tagen dynamisch, so schieben sie an anderen gerne ihre Arbeit auf. An manchen Tagen wachen sie mit großem Enthusiasmus auf und bringen Ordnung in das umliegende Chaos. Zu solchen Zeiten essen sie viel, während sie sonst wenig Appetit haben. Sie sind intolerant, ungeduldig und leicht erregbar, während sie an anderen Tagen ihre Umwelt mit Toleranz und Geduld überraschen.

Ausgeglichene Persönlichkeiten mit stabilen körperlichen Bedürfnissen haben **Samadosha** Prakriti. Menschen mit diesem Prakriti sind von wechselnden Wetterbedingungen oder klimatischen Einflüssen, Ortsveränderungen oder Launen unbeeindruckt. Sie sind mental ziemlich stabil.

Zur systematischen Bestimmung des Prakriti arbeitet man in drei Stufen. Beobachten Sie genau Ihr äußeres Erscheinungsbild, dann Ihre körperlichen Reaktionen, dann Ihr Verhalten. Ich fasse diesen Prozess in der folgenden Tabelle zusammen.

Prakriti und Vikriti (Zustand des nicht-Gesundseins)

Ihr Prakriti ist die Grundnatur Ihres Körpers, und die Natur ist an sich geordnet und gesund. Auf Grund von äußeren Einflüssen wie Wetter, Klima, Stress, falsche Ernährung und so weiter, kann sich Prakriti in Vikriti oder Ungleichgewicht verändern, den Zustand des nicht Gesundseins. Die Natur des Körpers bringt es mit sich, dass er selbst zu seinem natürlichen Zustand zurückfindet. Sind jene die Natur störenden Kräfte jedoch sehr stark oder wirken sie dauernd auf den Körper ein, hält der Zustand des Vikriti an. Wir brauchen geeignete Nahrung, Medikamente oder andere Maßnahmen, die uns ins Prakriti zurückführen. Wird jedoch der Zustand des Ungleichgewichts zu lange missachtet, entstehen Beschwerden und Krankheiten.

Ich übersetze Vikriti mit Zustand des nicht Gesundseins. Es ist nicht Krankheit mit objektiven Symptomen. Es ist ein Zustand des Unwohlseins, wie wir oft sagen – *Ich fühle mich nicht wohl, ich weiß nicht, was mit mir los ist.* Wir haben subjektive Symptome des Unwohlseins.

Während unseres täglichen Lebens wechseln wir aus vielen Gründen vom Zustand des Prakriti ins Vikriti. Ein gesunder Mensch kehrt jedoch automatisch ins Prakriti zurück. Wenn wir die Natur bei ihrer Tendenz zur Heilung unterstützen, vermag die Rückkehr ins Prakriti viel rascher verlaufen. Charaka, der große ayurvedische Weise aus dem 6. Jahrhundert vor Christus, verglich das mit einem Sturz über einen Stein. Der Gefallene steht auf jeden Fall auf, es ist aber hilfreich, wenn ihm jemand die Hand reicht.

Prakriti ⇌ *Vikriti*

Man kann Vikriti an verschiedenen Symptomen erkennen. Wie vorher erwähnt sind es meist ‚subjektive Symptome'. Denken Sie immer daran, dass Sie selbst Ihren Körper am besten kennen. Keine Maschine und kein Arzt kann Ihren Körper besser kennen als Sie selbst. Ignorieren Sie daher nicht die

Möglichkeit der Selbsterkenntnis und achten Sie stets auch auf geringe Veränderungen Ihres physischen und psychischen Zustandes.

Die folgende Tabelle fasst die Symptome zusammen, die auf Grund von Vikriti Ihrer drei Energien auftreten und Ihr gesamtes Körpersystem durcheinander bringen, wobei ein oder mehrere Schwächesymptome auftreten können. Alle Symptome erscheinen nicht gleichzeitig. Je intensiver das Vikriti, desto mehr Symptome treten auf. Stets sollte es Ihr Ziel sein, das Krankhafte im Keim zu ersticken und beim geringsten Anzeichen einer Abweichung vom Prakriti prompt zu reagieren.

VATA

- Sie stehen morgens mit einem steifen Körper auf.
- Sie haben oft Verstopfung oder harten dunklen Stuhl. Der Urin ist grau oder trüb.
- Ihre Haut ist zu trocken, obwohl Sie sich oft eincremen.
- Ihr Teint ist matt und fahl, Ihre Augen trüb.
- Sie haben oft einen trockenen Mund und müssen sogar nachts etwas trinken.
- Sie schlafen unruhig oder können nicht einschlafen.
- Sie gähnen oft und leiden an Schluckauf.

- Sie sind erschöpft und erholen sich nach dem Schlaf oder einem heißen Bad.
- Sie sind intolerant und wenig ausdauernd.
- Sie fühlen sich oft irritiert und ungeduldig.

PITTA

- Sie schwitzen zu viel und haben Körpergeruch.
- Sie haben gelben bis dunkelgelben Urin und einen wässrigen Stuhl.
- Sie haben gerötete Augen.
- Ihr Teint ist rötlich, neigt zu Ausschlägen und Mitessern.
- sie haben übermäßig Hunger und Durst. Trotz übermäßigem Essen nehmen Sie nicht zu.
- Sie neigen zu Magenver-stimmungen.
- Sie haben oft Pickel, Bläschen der Haut oder Herpes; oder die Haut schuppt sich ab.
- Sie leiden an übermäßigem Hitzegefühl.
- Sie sind unzufrieden.
- Sie haben oft Wutanfälle.

- Morgens wollen Sie nicht aufstehen. Sie fühlen sich schwach und möchten den ganzen Tag schlafen. Untertags fühlen Sie sich schläfrig.
- Es zeigen sich weiße Stellen im Urin, in den Augen und im Stuhl.
- Ihr Teint ist sehr hell, ohne jeden Glanz. Die Haut bleibt feucht.
- Sie haben einen süßlichen Geschmack im Mund.
- Ihre Speichelpro-duktion

An Hand der oben angeführten Beschreibungen können Sie leicht herausfinden, wann Ihr Prakriti geschwächt ist und zu Vikriti übergeht. Es gibt bestimmte Anzeichen von Vikriti, die Sie vielleicht gut kennen, denen Sie aber keine Bedeutung hinsichtlich Ihres Gesundheitszustandes beimessen. Einige Beispiele: Aufstoßen, Gähnen, süßlicher Geschmack im Mund, ungerechtfertigter Ärger und Wut, Mitesser oder Irritationen der Haut. Wenn Sie das gesamte System des Ayurveda wissenschaftlich erfassen, verstehen Sie die Beziehung zwischen Ihren Unpässlichkeiten und dem Gleichgewicht der Hauptenergien des Körpers. Sie fühlen sich untertags matt und gähnen. Sobald Sie diese kleinen Symptome sofort beachten und sie bekämpfen, geht es Ihnen am nächsten Tag viel besser. Wenn Sie jene Zeichen des Körpers aber ignorieren, ist Ihr Körper beim Aufstehen vielleicht steif, und Sie sind trotz ausreichender Nachtruhe müde. Dieser Zustand zeigt sich auch in Ihrem Aussehen, Ihr Teint ist matt. Sobald Sie jedoch Ihr beeinträchtigtes Vata behandeln, werden alle Symptome Ihres Unwohlseins rasch schwinden. Unternehmen Sie dagegen nichts, gerät die innere Umgebung Ihres Körpers in Unordnung, und Sie werden sich über längere Zeit matt und abgeschlagen fühlen. Langfristig kann es zu Schlafschwierigkeiten, Beschwerden und Schmerzen oder zu einem schlechten Blutbild kommen. Es ist wichtig, dass Sie über Ihren Körper Bescheid wissen, die Beziehung zwischen Ihrer Gesundheit und Ihrem Aussehen erkennen und dem Zustand von Vikriti bzw. nicht Gesundsein gehörige Beachtung schenken. Sobald Sie bemerken, dass Sie sich nicht mehr im Zustand der Gesundheit sondern des nicht Gesundseins befinden, sollten Sie sofort Maßnahmen zur erneuten Gesundung ergreifen.

Der biologische Aspekt von Vikriti

Vata, Pitta und Kapha sind die drei Energien, die für alle mentalen und körperlichen Funktionen unseres Körpers zuständig sind. Vata hat die Funktion der Verteilung von Energie im Körper, Energieerzeugung durch Nahrungsverdauung ist die Funktion von Pitta. Zur Verdauung der Nahrung benötigen wir Verdauungssäfte. Diese werden von Kapha produziert. Sie werden durch Vata von einer Körperstelle zur anderen transportiert. Sobald Pitta die Energie erzeugt hat, verteilt Vata sie in alle Körperregionen. Wenn die Qualität der Verdauungssäfte nachlässt oder Pitta seine Funktionen fehlerhaft ausübt oder Vata zu schnell beziehungsweise zu langsam ist, gerät das gesamte System in Unordnung. Man kann diesen Vorgang mit der Post vergleichen. Sie warten auf einen Brief von einem Freund. Täglich fragen Sie den Postboten, ob er einen Brief für Sie hat. Er hat jedoch keinen. Ein Brief, der von der Post befördert wird, ist von vielen Menschen abhängig, die dafür an verschiedenen Orten arbeiten, während der Postbote nur darüber Auskunft geben kann, was er tatsächlich auszuliefern hat. Damit ein Brief das vorgesehene Ziel erreiche, muss jede beteiligte Person ihre Aufgabe ordentlich erfüllen. Ebenso können kalte Hände oder kalte Füße durch Fehlfunktionen des Pitta (Ausmaß der Energie), des Vata (fehlerhafte Verteilung) oder des Kapha (Quantität und Qualität der Verdauungssäfte) verursacht sein.

Vikriti bzw. die Abweichung vom Normalen und Natürlichen bedeutet Unter- oder Überfunktion einer der drei Energien, mangelhafte Koordination zwischen den Funktionen der drei Energien oder eine Dysbalance. Beispiele für Unter- und Überfunktion von Vata sind niedriger und hoher Blutdruck. Unterfunktion von Pitta äußert sich durch Verdauungsstörungen und Sodbrennen, während Übersäuerung auf eine Dysbalance oder Überfunktion hinweisen. Übermäßiger Schlaf bedeutet Überfunktion oder Dysbalance des Kapha. Mangelnde Ausscheidungen sind auf eine Unterfunktion von Kapha zurückzuführen.

Trockene Haut wird durch eine Unterfunktion von Kapha und einer Überfunktion von Vata verursacht. Übermäßig fette Haut entsteht durch eine Überfunktion von Kapha und Pitta. Übermäßig feuchte Haut ist durch Überfunktion von Kapha bedingt. Bei Unterfunktion von Pitta sehen Sie blass aus, während Ihre Haut bei einer Überfunktion des Pitta rötlich ist und zu Mitessern und Ausschlägen neigt. Zu viel Vata führt zu rauer und trockener Haut.

Prakriti, Virkiti und Beschwerden

Prakriti wird durch äußere Lebensumstände, wie Ort, Klima, Tageszeit, Alter, Gefühle und andere Besonderheiten, wie Reisen etc. beeinflusst. Zur Erhaltung seiner Gesundheit und Harmonie muss jeder Mensch seinen Beitrag leisten, indem er seinen Lebensstil nach *Desha* und *Kala* (Raum und Zeit) ausrichtet. In ayurvedischen Texten wird einerseits *Dinacharya* (die tägliche Routine) und anderseits *Ritucharaya* (die jahreszeitliche Routine) beschrieben. Wenn wir die verschiedenen Einflussfaktoren im dynamischen Kosmos nicht beachten und unseren Lebensstil nicht diesen äußeren Faktoren entsprechend gestalten, fühlen wir uns zeitweise unwohl oder im Zustand des Vikriti. So kann etwa stürmisches Wetter Vata Vikriti auslösen, und Ihr Körper ist steif und unbeweglich, Sie leiden unter Verstopfung, einem trockenen Hals oder einer beständigen Unruhe. Heißes Wetter kann Pitta Vikriti auslösen, Sie schwitzen übermäßig, haben Körpergeruch, übermäßigen Hunger und Durst oder neigen zu Ausschlägen, Mitessern etc. Kaltes regnerisches Wetter kann zu Kapha Vikriti führen, Sie fühlen sich schläfrig, haben einen süßlichen Geschmack im Mund, übermäßige Speichelbildung belästigt Sie ebenso wie Übelkeit. Kindheit ist Kapha, Jugend ist Pitta und Alter ist vorwiegend Vata. Es gibt viele andere Aspekte, die unser Prakriti beeinflussen, alle anzuführen, ist in dieser kurzen Einführung in Ayurveda jedoch nicht möglich.

Die drei Zustände des Geistes

Bevor wir uns mit der Behandlung von Beschwerden im Ayurveda näher auseinander setzen, ist es wichtig zu verstehen, dass nicht nur die drei Doshas sondern auch unser Gemütszustand unsere Gesundheit beeinflusst. Nach Ayurveda hat der Geist drei Haupteigenschaften: Sattva, Rajas und Tamas.

Rajas ist für Denken, Planen und Entscheidungsfindung zuständig. Tamas hingegen ist die Geistesqualität, die Bewegungen verlangsamt (durch Schlaf, Müdigkeit oder Trägheit) und den Geist ausufern lässt (durch Gier, Ärger, Eifersucht und so weiter). Sattva beinhaltet Gleichgewicht, Güte, Wahrheit, Hingabe, Ruhe und Frieden. Wir benötigen Sattva als Ausgleich zwischen Rajas und Tamas, die meist unser heutiges Leben dominieren. Mangel an Sattva beeinflusst nicht nur das Gleichgewicht der Doshas, sondern kann auch mentale Beschwerden verursachen. Zur Erhaltung der Gesundheit und für ein langes Leben ist daher ein sechsdimensionales Gleichgewicht notwendig, da die drei Dimensionen einander auf jeweils zwei Ebenen beeinflussen.

Unser Gemütszustand beeinflusst die Hauptenergien (Vata, Pitta und Kapha), die für die physischen und mentalen Funktionen des Körpers zuständig sind. Sind wir zum Beispiel besorgt oder überarbeitet oder leiden an mentalem Stress, dann befinden wir uns im Zustand des Rajas. Die Folge ist Vata Vikriti mit Symptomen wie Ruhelosigkeit, gestörter Schlaf, Verstopfung oder Versteifung des Körpers oder auch andere Symptome des Vata Vikriti. Zu viel Ärger (Tamas) beeinflusst Pitta, der Betroffene leidet sodann an Beschwerden des Pitta, wie z.B. an Magenkrankheiten. Depressionen (Tamas) rufen Beschwerden des Kapha hervor, und es kommt zu Übelkeit, übermäßigem Speichelfluss und schließlich sogar zur Fettsucht. Ein Ungleichgewicht der drei Doshas beeinflusst auch unseren Gemütszustand. Wenn es zum Beispiel über längere Zeit durch Verstopfung zu unvollständiger Entleerung kommt, können Schlafstörungen, Hektik und Nervosität die Folge sein. Magenverstimmungen, die auf ein gestörtes Pitta zurückzuführen sind, lösen Verstimmung, Ärger und Zorn aus. Übermäßiger Schlaf ist ein Zeichen von Kapha Vikriti und kann zu Depressionen führen.

Somit wird deutlich, dass alle sechs Dimensionen zur Erhaltung des Körpergleichgewichtes notwendig sind. Zur Erhaltung der Gesundheit ist ein ausgewogenes Verhältnis der Doshas allein allerdings nicht ausreichend. Genauso wichtig ist die Erhaltung eines mentalen Gleichgewichtes und eines Gefühls der Zufriedenheit. Charaka betont besonders die Bedeutung von Sattva zur Herstellung eines Gleichgewichtes zwischen Aktivität (Rajas) und Ruhe (Tamas). Santosha oder der Zustand der Zufriedenheit ist ein Aspekt des Sattva, und nach Charaka ist Asantosha oder der Zustand der Unzufriedenheit eine der grundsätzlichen Ursachen von Beschwerden.

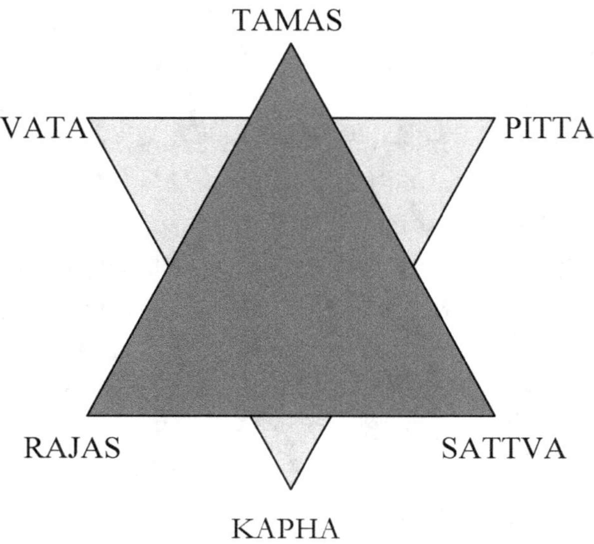

Rasa in der Nahrung

Wie oben erwähnt erhalten wir unsere drei vitalen Lebenskräfte durch Atmung und Nahrung. Wir haben sechs verschiedene Geschmacksrichtungen – süß, sauer, salzig, bitter, herb und scharf. Unsere Zunge erkennt den Geschmack genauso wie unsere Augen Farben sehen. Jede Geschmacksrichtung kann unseren Körper in seiner Gesamtheit beeinflussen, da sie uns zwei grundsätzliche Elemente zur Wiederherstellung der drei Doshas liefert. Diese gesamtheitliche Wirkung einer Geschmacksrichtung wird in der ayurvedischen Pharmakologie Rasa genannt. Unsere tägliche Nahrung sollte ausgewogen sein, damit wir mit unserer Nahrung nicht einerseits zuviel eines Rasa oder anderseits zuwenig eines anderen einnehmen. Die Rasa Theorie ist die Basis der ayurvedischen Pharmakologie und Ernährungslehre.

Menschlichen Körpers und dem kosmischen System

Wir unterliegen den Hauptenergien andauernd, erhalten sie durch Atmung und Nahrungsaufnahme. Atmen ist Prana oder das Lebenselement, es verbindet uns mit dem Kosmos. Wir atmen, solange wir leben. Die drei Energien werden im Körper als Dhatus gelagert, die zur Durchführung verschiedener Körperfunktionen dienen. Die Dhatus Gewebe sind das unterstützende System des Körpers. Bei der Nahrungsaufnahme wird die Nahrung im Körper zweigeteilt, in Rasa und Mala. Rasa ist der Teil der Nahrung, der vom Körper aufgenommen wird und die Dhatus Gewebe nährt. Mala wird als Stuhl, Urin, Schweiß etc. ausgeschieden.

Zur Erhaltung der Gesundheit und eines langen Lebens müssen wir ein sechsdimensionales Gleichgewicht erhalten, unser Leben nach kosmischen Veränderungen in Zeit und Raum ausrichten und unseren Körper innen und außen rein halten. Ayurveda hat viele Anleitungen zur äußerlichen Reinigung und Körperpflege, für Gesundheit und Schönheit. Es wird empfohlen, alle sechs Monate zum Jahreszeitenwechsel die inneren Reinigungspraktiken, *Panchakarma*, durchzuführen.

Ein richtiger Lebensstil mit einem geeigneten Tagesablauf, ein Leben im Einklang mit Wetter und Klima, eine ausgewogene Ernährung nach den Rasas, die Einhaltung der Ernährungsprinzipien, der Reinigung und Pflege des Körpers mit Ölen und ein ausgewogener Gemütszustand sind einige der grundsätzlichen Empfehlungen des Ayurveda zur Erhaltung der Gesundheit und eines langen Lebens.

Es ist dies eine einfache grundsätzliche Einführung in Ayurveda. Für interessierte Leser empfehle ich meine anderen Bücher zur Vertiefung bzw. die Lektüre der Originallehrbücher des Ayurveda. Dieses Kapitel soll jenen dienen, die entweder Ayurveda nicht oder nicht richtig nach der Tradition der heiligen Bücher der alten Weisen und der Vorstellung der neuzeitlichen Weisen kennen.

2

Die Geschichte der Pulsdiagnose (Nadi Pariksha) in Ayurveda

Die Pulsdiagnose ist eine der wichtigsten Diagnosemethoden, die ayurvedische Ärzte (Vaidyas) der heutigen Zeit anwenden. Man muss jedoch wissen, dass die Pulsdiagnose erst zu einem späten Zeitpunkt in Ayurveda Einzug fand und in den alten Schriften nicht vorkommt. Die ersten schriftlichen Unterlagen zur Pulsdiagnose finden sich im Mittelalter. Obwohl sie bereits viele Jahrhunderte davor gebräuchlich war, wurde sie im Mittelalter von ayurvedischen Weisen voll anerkannt und in die Shastriya Tradition der Schriften aufgenommen. Nach ihrer Aufnahme in die traditionellen ayurvedischen Schriften mit dem speziellen Vokabular wurde die Pulsdiagnose einhellig anerkannt, sie wurde zu einem integralen Bestandteil der ayurvedischen Tradition.

Es gibt viele Vaidyas und Acharyas (ayurvedische Weise), die der Ansicht sind, dass die Pulsdiagnose aus vedischen Zeiten stammt. Diese Annahme kann aber nicht bewiesen werden. Wohl sind Blutkreislauf, die verschiedenen Energiepunkte des Körpers und das umfangreiche Netzwerk der Energiekanäle (einschließlich der Blutgefäße) im ältesten schriftlichen Lehrbuch des Ayurveda – dem Atharva Veda – beschrieben. Es gibt im Atharva Veda eine Nomenklatur und Klassifikation der wichtigsten Blutgefäße. Sie werden Shira, Hira und Lohita genannt. In den Zeiten des Upanishads wurden die Blutgefäße detaillierter beschrieben. Das Wort Nadi wird im Prashnoupnishad für Blutgefäße verwendet, und es wird beschrieben, dass das Herz hundert Nadis besitzt, wovon jedes wiederum hundert Verzweigungen in die einzelnen Körperteile hat. Jede dieser Verzweigungen wiederum hat weitere zweiundsiebzigtausend Verästelungen. Der gesamte Körper hat demnach siebenhundertzwanzig Millionen Nadis, durch welche das Lebenselement (Blut) durch alle Körperteile zirkuliert.(*Prashnoupnishad*, Prashana 3).

Die Beschreibung der Blutgefäße findet sich auch in anderen Schriften. Im Charaka Samhita und Sushruta Samhita werden anatomische Details des Körpers beschrieben. Sushruta beschrieb als Chirurg die Anatomie detaillierter. Dhamnis transportieren das Blut mit großer Kraft vom Herzen, während Siras das Blut mit weniger Kraft zum Herzen zurückbringen. Sushruta beschreibt auch die besonders vulnerablen Stellen in verschiedenen Körperteilen, die Marmas genannt werden. Ein Chirurg muss während der Operation darauf achten, dass die Marmas nicht berührt oder gar verletzt werden. Marma ist jene Stelle, wo Blutgefäße, Nerven, Bänder und Knochen zusammentreffen. Werden Marma Stellen auf irgendeine Weise angegriffen, stören sie die Funktion der Sinnesorgane, wie Sprache, Tastsinn, Geschmack, Sehsinn etc. Auch der mentale Zustand wird angegriffen. Insgesamt hat der Körper 107 Marmas.

Trotz all dieser anatomischen Beschreibungen in den traditionellen ayurvedischen Schriften, die auf die Bedeutung des Blutkreislaufes hinweisen, durch den Prana oder das

Lebenselement in allen Körperregionen zirkuliert, wird die Pulsdiagnose als Diagnosemethode nicht erwähnt. Das Pulsieren der Blutgefäße war jedoch ein bekanntes Phänomen. In den traditionellen Schriften wird der Puls Sapandan genannt, und es steht geschrieben, dass er ein Lebenszeichen ist. Es gibt aber keine Beschreibung der Pulsuntersuchung zu Diagnosezwecken, nicht einmal der Arten und Variationen des Sapandan (Pulses). Es erscheint daher richtig zu behaupten, dass es in alten Zeiten in Indien keine Pulsdiagnose gab, reiner Chauvinismus wäre es zu glauben, dass es die Diagnosemethode der Pulsuntersuchung in Indien schon seit vedischen Zeiten gibt.

Die ayurvedische Weisheit besteht nicht nur aus der historischen Dokumentation der alten Schriften, Ayurveda hat sich über Jahrhunderte dynamisch entwickelt und hat neue Erkenntnisse aufgenommen. Indien pflegte schon seit alten Zeiten einen dynamischen Austausch von Kultur und Medizin mit dem Westen. Es gab einen Wissensaustausch zwischen den ayurvedischen Weisen und dem der griechischen Insel Kos entstammenden großen Mediziner Hippokrates (460 – 377 vor Christus). Die Sentenzen des Hippokrates enthalten etwas Ähnliches wie Prakriti bzw. die individuelle Verfassung und die Doshas. Zwei Jahrhunderte später überbrachte uns Alexander der Große mit seiner Gefolgschaft von Ärzten ein ungeheures Wissen der griechischen Medizin, das in Ayurveda einfloss. Das griechische bzw. Unani System der Medizin wurde auch von Irak und Persien aufgenommen und in deren Medizin integriert. Die Tradition der Unani Medizin ist in Indien weiter verbreitet als im heimatlichen Griechenland. Ayurveda hat über Jahrhunderte unermessliche Weisheit aus der ganzen Welt assimiliert, genauso wie die ayurvedische

Weisheit schon seit uralten Zeiten in aller Welt verbreitet wird. Die Tatsache, dass ayurvedische Produkte aus der ganzen Welt stammen, zeigt, dass wir die medizinische Weisheit aller Welt angenommen haben.

Aus dem Mittelalter, einem Zeitpunkt, als die Wissenschaft der Pulsuntersuchung bereits in Ayurveda aufgenommen wurde, stammen zwei exklusive Abhandlungen über Pulsuntersuchung. *Nadi Pariksha* (Pulsuntersuchung) von Ravana und *Nadi Vigyan* (Die Wissenschaft des Pulses) von Kannada.

Neben diesen beiden Abhandlungen fand die Pulsuntersuchung auch Eingang in verschiedene Yoga- und Ayurveda-Schulen. *Sharngadhara Samhita, BhavaPrakasha* und *Yogaratnakar* sind einige wichtige Quellen der ersten schriftlichen wissenschaftlichen Dokumentation der Pulsuntersuchung und ihrer Anwendung als Diagnosemethode.

Obwohl es erst seit dem Mittelalter schriftliche Unterlagen über den Puls gibt, ist anzunehmen, dass die Pulsuntersuchung bereits einige hundert Jahre vorher angewendet wurde. Vielleicht wurde sie gerade wegen ihrer weiten Verbreitung und Popularität erst später in die traditionelle ayurvedische Lehre aufgenommen. Da die Pulsuntersuchung bereits im ersten Jahrtausend vor Christus in China existierte (siehe Teil I dieses Buches über Pulsdiagnostik in der chinesischen Medizin), erscheint es sinnvoll anzunehmen, dass die Pulsuntersuchung von dort stammt. Es erscheint wahrscheinlich, dass diese Kunst zuerst durch die Mongolei in den Westen kam, wo sie in die arabische und griechische

Medizin Eingang fand, und von dort wiederum über Persien und Irak zu uns nach Indien kam. Das war jedoch nicht der einzige Weg, über den diese diagnostische Methode zu uns kam. Im Nordwesten Indiens wurde sie auch über Tibet bei uns bekannt. Eine sehr wahrscheinliche Quelle waren vielleicht buddhistische Mönche aus Tibet im 9. Jahrhundert. Der Buddhismus kam aus China nach Tibet. Neben der Verbreitung des Buddhismus kam es auch zu einem kulturellen Austausch zwischen Tibet und Indien und daher auch zu einem Austausch von medizinischer Wissenschaft zwischen diesen beiden großen asiatischen Kulturen.

Die Wissenschaft der Pulsuntersuchung wurde auf dem indischen Subkontinent in der tantrischen und der Siddha Tradition weiter entwickelt. Doch lassen wir die Herkunft beiseite und konzentrieren wir uns im Folgenden auf die Grundsätze des Hindu Gedankengutes, von dem Ayurveda ein Teil ist.

Nadi Pariksha oder die Pulsuntersuchung in Bezug auf die Hindu Kosmogonie

Das Wort „Nadi" kommt in den Veden nicht vor. Es ist durchaus möglich, dass dieser Begriff von *nad* kommt, einem lauten heiligen Klang, der über allen kausalen Zusammenhängen steht und mit dem Zweck des Lebens selbst assoziiert wird. In der Kosmogonie besteht der Kosmos, das erste der fünf Elemente, aus Nad. Auch der Begriff *Nad Braham* – der Klang der Schöpfung – ist dafür gebräuchlich. Klang wiederum benötigt als Medium das Element Akasha bzw. den Raum, welcher der erste kausale

Faktor der gesamten Schöpfung ist, da nichts ohne Raum existieren kann.

In der Yoga Literatur wird Nad als etwas beschrieben, das sich im menschlichen Körper befindet. Indem man alle Sinne ausschaltet, bewusst atmet und sich auf sein Innerstes konzentriert, hört man seinen inneren Klang bzw. Nad. Man erlebt seinen Körper in seiner Gesamtheit mit diesem Klang. Meiner Meinung nach steht dieser Klang mit dem Blutkreislauf und der Gesamtheit des körperlichen Raumes in Zusammenhang. Jeder möge selbst experimentieren und zu seinen eigenen Erfahrungen finden. Ehe man diese Übung jedoch praktisch anwendet, sollte man in *Pranayama*

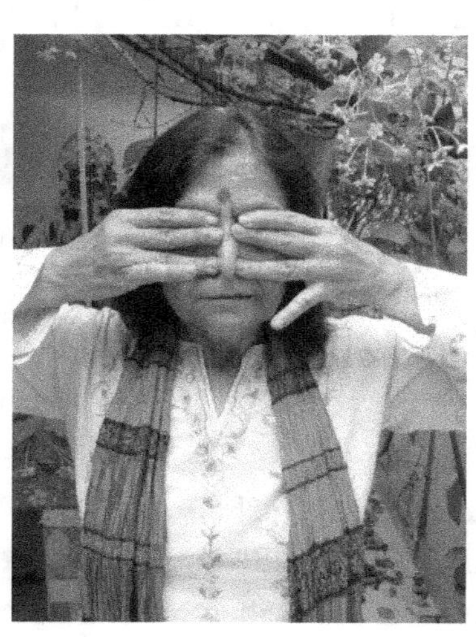

Erfahrungen sammeln, der Kontrolle über die vitale Energie, da man seinen Atem einige Zeit anhalten muss und ohne Übung in Pranayama leicht schwindlig werden bzw. nach der Übung unter extremer Atemnot leiden könnte.

Nadi bedeutet wörtlich „röhrenförmige Struktur", gemeint sind jene Röhren bzw. Gefäße, durch welche die Lebensenergie in alle Körperteile fließt. Nadi besitzt *Sapandan* bzw. den Pulsschlag. Obwohl die alte Literatur keinerlei Beschreibungen des Nadi Priksha bzw. der Pulsdiagnose enthält, wird doch wiederholt der Pulschlag bzw. Sapandan *Pranadahini* bzw. Lebensspender genannt. Puls und Pulsschlag sind daher in Bezug auf das Element Raum bedeutend. Nadis besitzen ein umfangreiches Netzwerk und verzweigen sich in jeden Körperteil bis in die äußersten Regionen. Das ist auch der Grund, warum die ayurvedischen Weisen im Mittelalter die Pulsuntersuchung in das traditionelle Medizinsystem Indiens aufnahmen.

Terminologie der Pulsuntersuchung

Im historischen Kontext der Pulsuntersuchung ist die Auseinandersetzung mit den damals für die Pulsuntersuchung verwendeten Begriffen wichtig. Der Puls der Doshas wurde mit den Bewegungen von Tieren verglichen. Vergleiche mit der *Sarpa* (Schlange), Hansa (Schwan), Mayur (Pfau), Kaka (Krähe), Manduka (Frosch) und anderen Tieren wurden häufig verwendet.

In der Literatur finden sich auch Beschreibungen von Charakteristiken des Pulses. Wir können die Terminologie in fünf Hauptkategorien einteilen. In jeder Hauptkategorie gibt es mehrere Begriffe, die den Puls noch näher beschreiben. Folgende fünf Hauptgruppen sind mit einigen Beispielen näher beschrieben:

- schnell
- mittelschnell
- langsam
- schwer
- Ganz bestimmt

Terminologiebeispiele je Kategorie:

- schnell: *chapala, vegavati, vegavahini, teevra, atichapala, chapala-deergha, chala* etc.
- mittelschnell: *stira, stabdha, stira-balavati, susthira, prithula, jada* etc.
- langsam: *mandaga, manda, ksheenagati, anusapanda, nishchala, mantharagati, shithila* etc.
- schwer: *deergha, sukshma, krisha, prabala* etc.
- Ganz bestimmt : *trutita, atisheeta, ushana, gurvi, laghvivegavati* etc.

Meiner Meinung nach wird das vorliegende Buch bei Anwendung dieser alten Terminologie sehr schwer verständlich, und ich sehe daher davon ab, diese Begriffe näher zu erläutern. Eine Sprache muss immer im kulturellen Zusammenhang verstanden werden. Die Verwendung moderner Terminologie ist daher für die Zwecke dieses Buches praktikabler, da es unterschiedlichste Leser auf der ganzen Welt ansprechen soll.

Die Pulsuntersuchung im heutigen Indien

Die Pulsuntersuchung spielt im heutigen Indien bei der ayurvedischen Diagnose eine bedeutende, fast zentrale Rolle. Jeder Patient, der einen Vaidya besucht, wäre unzufrieden, wenn dieser seinen Puls nicht untersuchte. Betrachte ich die Beliebtheit der Pulsuntersuchung in Europa, wo Ayurveda erst innerhalb der letzten zehn Jahre bekannt wurde, komme ich zu dem Schluss, dass durch die Pulsuntersuchung eine besondere Beziehung zwischen Arzt und Patient hergestellt wird. Der Arzt untersucht den Pulsschlag des Blutes, das in jeden einzelnen Körperteil des Patienten fließt. Oft sage ich scherzend, dass die Pulsuntersuchung „zwischen Arzt und Patient eine Blutsverwandtschaft herstellt". Auch finde ich es erstaunlich, dass Menschen in Europa, die sich zur Untersuchung bei mir anmelden, sofort fragen, ob ich auch ihren Puls untersuchen werde.

Im heutigen Indien gibt es erstaunliche Vaidyas, die allein durch die Pulsuntersuchung alle gegenwärtigen und vergangenen Beschwerden des Patienten aufzählen können. Auch kann ich mir ein Phänomen nicht erklären: Ich vergesse den Puls eines Patienten nie, auch nicht nach Jahren. Mir selbst wurde das erst klar, als ich manchen Patienten, die erst ein oder zwei Jahre nach der letzten Untersuchung wieder zu mir kamen, ihren Puls im Vergleich zum damaligen erläuterte. Da ich kein praktischer Arzt bin, kam ich zu dem Schluss, dass ich mir den Puls von Patienten merken kann, weil ich nur wenige untersuche. Aber im Hinblick darauf, was der Vaidya Brahaspati Dev Triguna mir über seine Erfahrungen erzählte, bin ich nun überzeugt, dass einige Vaidyas die Pulsuntersuchung auf eine tiefer gehende Art durchführen. Triguna ji untersucht pro Tag etwa 200 Personen und hat daher für jeden Patienten nur wenig Zeit. Wenn er den Puls einer Person fühlt, sind seine Augen meist geschlossen, er sieht sie kaum an. Dann stellt er seine Diagnose und verschreibt eine Medizin. Als eine Frau einmal von seiner Diagnose ziemlich schockiert war, kam sie abends nochmals zu Triguna ji. Nachdem er ihren Puls fühlte, sagte er zu ihr: ‚Sie waren schon heute morgen da?' Die Frau war etwas verlegen und sehr verblüfft. Sie war ein zweites Mal gekommen, um Sicherheit über die Diagnose zu bekommen, und um die mysteriöse Art der überaus schnellen

Diagnosetechnik des Vaidyas zu testen. Der große Vaidya hatte ihren Puls aus den 200 individuellen Pulsschlägen erkannt, die er an diesem Tag untersucht hatte.

Im Indien der heutigen Zeit gibt es in der ayurvedischen Ausbildung zwei Richtungen. Es gibt den modernen Weg der Universitätsausbildung und den zweiten Weg der Guru-Shishva Tradition. Diese Methode ist im Vergleich zur Schulbildung tiefgreifender, da sie mit wiederholten praktischen Übungen und auf Basis der Erfahrungen eines weisen Vaidya verbunden ist. Um die Pulsdiagnose zu erlernen, ist neben Ausdauer und hoher Konzentration eine enge Beziehung zu einem Meister dieses Gebietes von großer Bedeutung. Die Konzentration ist durch Yoga Methoden und die Aufnahme von Sattva- inneren Frieden und Ruhe, zu erreichen.

3
Diagnosemethoden in Ayurveda

Wie bereits in Kapitel 1 erwähnt, wird in der Ayurveda zu Diagnosezwecken zuallererst das Erscheinungsbild der Person (Augen, Haut, Zunge etc.) sowie die Merkmale von Stuhl und Urin beobachtet. Im Folgenden sind die diagnostischen Methoden näher beschrieben. Das äußere Erscheinungsbild einer Person ist für einen ayurvedischen Arzt ein Indikator für das innere Befinden. Der Arzt erhält durch die Beobachtung ein Indiz, das er durch weitere Beobachtungen zu bestätigen sucht. Hat z.B. eine Person einen blassen Teint, wird der Arzt die Leberfunktionen dieses Patienten näher untersuchen. Die Inspektion der Zunge kann seine Diagnose bestätigen. Weitere Fragen hinsichtlich Hunger, Durst und Stuhlgang können auf etwaige Fehlfunktionen der Leber hinweisen. Die Pulsuntersuchung hilft bei der Koordination all dieser Beobachtungen. Wird das Verhalten eines Klienten in Zusammenhang mit der Pulsuntersuchung beobachtet, kann auf seinen psychischen Zustand und dessen Einfluss auf die Physis geschlossen werden. Diese Schlussfolgerungen können schließlich die Ursachen der körperlichen Beschwerden aufdecken.

Da es hier in erster Linie um die Pulsuntersuchung geht, möchte ich nach einer kurzen Beschreibung der anderen

Diagnosemethoden detaillierter auf die Bedeutung der Pulsdiagnose zur genaueren Diagnose eingehen.

Ashtavidha Pariksha oder die achtfache Diagnose

Die folgende achtfache Untersuchung ist die gebräuchlichste:

1. Mala oder Stuhluntersuchung
2. Mutra oder Urinuntersuchung
3. Jihva oder Zungenuntersuchung
4. Shabda oder Stimmuntersuchung
5. Saparsha oder Hautuntersuchung
6. Drika oder Augenuntersuchung
7. Akriti oder die Untersuchung des allgemeinen Erscheinungsbildes
8. Nadi oder Pulsuntersuchung

Stuhl

Folgende Eigenschaften des Stuhls sind zu unterscheiden:

- Gesunder Stuhl ist weder zu hart noch zu weich, sondern wohlgeformt.
- Dunkler trockener Stuhl in Form von kleinen Kugeln ist ein Hinweis auf Vata Vikriti.
- Wässriger grünlicher Stuhl bedeutet Pitta Vikriti.
- Klebriger weißlicher Stuhl ist ein Zeichen für Kapha Vikriti.
- Bei Vikriti aller Doshas ist der Stuhl variabel. Verstopfung gefolgt von Durchfall und schleimigem Stuhl ist ein Symptom für Vikriti aller Doshas.

Urin

Wir unterscheiden folgende Kriterien des Urins:

- Gesunder Urin ist transparent, fast wie Wasser.
- Trüber Urin ist ein Zeichen für ein Übermaß des Elementes Luft im Körper (Vata).
- Gelber Urin weist auf zu viel Hitze im Körper hin (Pitta).
- Schaumbildung des Urins wird von einer Störung der Elemente Wasser und Erde (Kapha) im Körper verursacht.
- Schwärzliche Färbung des Urins ist ein Hinweis auf Vikriti aller Doshas.
- Symptome wie Schwierigkeiten beim Harnlassen, Brennen und schmerzhaftes Urinieren sowie schleimiger und trüber Urin sind Anzeichen für Infektionen oder andere Krankheiten.

Zunge

Die Zunge kann folgende Merkmale aufweisen:

- Eine gesunde Zunge ist rosig, klar und glänzend.
- Eine trockene raue Zunge indiziert Vata Vikriti.
- Brennen der Zunge, eine rötliche Farbe und Anfälligkeit für Blasenbildung werden von Pitta Vikriti verursacht.
- Bei Kapha Vikriti ist die Zunge weißlich belegt und schleimig nass.
- Das dauerhafte Auftreten der oben angeführten Symptome, trotz allen Bemühungen, die Doshas ins Gleichgewicht zu bringen, ist ein Hinweis auf eine krankhafte Störung im System.

Stimmuntersuchung

Folgende Merkmale der Stimme sind zu berücksichtigen:

- Ängstliche Stimme und Tendenz zu sehr schnellem Sprechen weist auf Vata Vikriti.
- Bei Pitta Vikriti kann die Stimme brüchig werden.
- Kapha Vikriti kann zu einer schweren oder manchmal depressiv klingenden Stimme führen, oder auch zu häufigem Räuspern.
- Eine gebrochene schwache und leise Stimme mit verwirrtem Sprechen ist ein Zeichen für Vikriti aller Doshas und ein Hinweis auf eine Erkrankung.

Hautuntersuchung

Die Qualität der Haut und die äußere Körpertemperatur sind zu untersuchen. Es ergeben sich folgende Möglichkeiten:

- Raue, kalte und trockene Haut ist ein Symptom für Vata Vikriti.
- Rötliche ölige Haut, die sich heiß anfühlt und stark schwitzt, ist ein Anzeichen für Pitta Vikriti. Der Schweiß ist oft übelriechend.
- Weiße, kalte und feuchte Haut bedeutet Kapha Vikriti.
- Kalte Hände, eine heiße Stirn, plötzliche Hitzewallungen oder Frösteln sowie Schweißausbrüche sind Symptome eines Ungleichgewichts aller Doshas bzw. einer bestimmten krankhaften Störung.
- Blasse Haut indiziert Störungen des Agni bzw. der Hitze im Verdauungsapparat.

Augenuntersuchung

Die Augen können folgende Merkmale aufweisen:

- Trockene trübe Augen sind ein Hinweis auf Vata Vikriti.
- Rosa oder rötliche Augen und Lichtempfindlichkeit (Photophobie) sind Symptome für Pitta Vikriti.
- Weiße wässrige Augen deuten auf Kapha Vikriti.
- Glanzlose stumpfe Augen sind Anzeichen eines Ungleichgewichts aller Doshas oder einer bestimmten Erkrankung.

Untersuchung des allgemeinen Erscheinungsbildes

Das allgemeine Erscheinungsbild des Patienten ergibt sich aus seiner Stärke (*Bala*), seines Prakriti bzw. aus besonderen zusätzlichen Symptomen. Um Prakriti und Vikriti zu diagnostizieren, sind Ringe unter den Augen, erschöpfter Habitus, nervöses hektisches Verhalten oder Unruhe beim Sitzen und Zuhören einige der wichtigsten Merkmale. Das Erscheinungsbild einer Person gibt auch Hinweise auf Krankheiten und Leiden etc. Der Arzt beobachtet die Symptome meistens dann, wenn der Patient ihm über seine Beschwerden bzw. Leiden berichtet.

Pulsuntersuchung

Diese wichtige Untersuchungsmethode ist unser Hauptthema, welches wir an dieser Stelle näher beleuchten wollen.

Zur Einführung in die Pulsuntersuchung muss vorerst klargestellt werden, dass Ayurveda nicht nur ein medizinisches System ist, sondern sich mit dem Leben im allgemeinen auseinander setzt. Das ayurvedische Gedankengut ist Teil des Alltagslebens der Menschen, eine Lebensform, die die Lebensqualität verbessern kann. Es gibt unzählige Hausmittel, die zur Heilung kleinerer Beschwerden angewendet werden.

Auch werden die oben angeführten Diagnosemethoden nicht nur von Ärzten benutzt. Das Wissen über *Mala* und die Beobachtung des allgemeinen Erscheinungsbildes sind Allgemeinwissen und Teil einer ayurvedischen Lebensweise vieler Inder zur Erhaltung ihrer Gesundheit. Der Arzt (Vaidya) jedoch kann aus den verschiedenen Diagnosemethoden einen Zusammenhang herstellen und durch sein medizinisches Wissen zur Wurzel des Übels bzw. zur Krankheitsursache vordringen. Die Pulsuntersuchung ist eine sehr wichtige ayurvedische Diagnosemethode der Vaidyas und kein Allgemeinwissen wie die oben angeführten Methoden. Im Vergleich zu den Mala diagnostischen Methoden ist die Pulsuntersuchung schwierig und nur durch professionelle Ausbildung und nach vieljähriger Erfahrung zu erlernen.

Einzelheiten der Pulsuntersuchung

Die Feinheiten der Pulsuntersuchung

Die Pulsuntersuchung ist die subtilste aller oben beschriebenen Diagnosemethoden. Im Ayurveda wird die Diagnose an sich auf einer höheren Ebene bzw. im Yogazustand gestellt.

Einige ayurvedische Acharyas vertreten die Ansicht, dass die Diagnose ein *Sadhana* (eine Fertigung zur Erreichung eines meditativen Zustandes) ist, und dass man dafür Yogakräfte benötigt. Wenn der Arzt sich nicht in einem friedlichen mentalen Zustand befindet und sich während der

Untersuchung nicht vollkommen konzentriert, kann er die Beschwerden des Patienten nicht verstehen. Neben diesen beiden Faktoren benötigt der Arzt für seine Untersuchung auch Wissen, Erfahrung und Vernunft. Der Weise Agnivesha beschrieb im Charaka Samhita eine der Eigenschaften eines Arztes als *Sarvapranishu Bandhubhuta* – eine Gabe der universellen Brüderlichkeit.

Yogakräfte wie Aufmerksamkeit und Konzentration sind zur Pulsuntersuchung unumgänglich. Sie ermöglichen dem Arzt, die für die Pulsuntersuchung notwendige Sensibilität zu entwickeln. Das heißt aber nicht, dass die Methoden der Pulsdiagnose nicht auf *Yukti* (Vernunft) beruhen, wie Charaka bei allen ayurvedischen Diagnose- und Behandlungsmethoden empfiehlt. Genauso wie man für das Verständnis und den Genuss der feineren Töne der Musik Sensibilität und Feingefühl benötigt, sind diese Eigenschaften auch für die Pulsuntersuchung vonnöten. Zur näheren Erläuterung dieser Gedanken möchte ich hier ein Zitat des Vaidya Gangasahaye Pande anführen:

> **Wörter und Sprache können Gefühle nicht vollständig ausdrücken. Durch den veränderten Tonfall kann dasselbe Wort verschiedene Bedeutungen bekommen. ... Die Klänge der Veena (einer der Sitar ähnlichen Laute) rufen bei den Zuhörern unterschiedlichste Gefühle hervor, die sich nicht in Worten ausdrücken lassen. Ebenso wenig ist es möglich, die vom Auge erkannten Feinheiten der Natur in Worte zu fassen. Das Grün eines Papageis, das Grün der Blätter eines Ashokabaumes, eines Reisfeldes**

oder der Blätter einer Lotusblume ist zwar grün, aber doch erheblich verschieden. Die betrachtende Person hilft sich mit Worten wie hell, tief oder dunkel, um die verschiedenen Farbtöne zu beschreiben. Kann jedoch solch eine Beschreibung dem tatsächlich Gesehenen entsprechen? ... Mit dem Puls verhält es sich ähnlich. Worte können die Einzelheiten des Pulsschlags beschreiben, aber zwischen einer Erläuterung und den daraus resultierenden Rückschlüssen liegt der feine Unterschied.

Gangasahaye Pande, *Kayachikitsa*

Die Pulsdiagnose wird in der ayurvedischen Literatur mit sehr interessanten Vergleichen mit der Gangart verschiedener Tiere beschrieben, z.B. mit Schlange, Frosch, Pfau, Ente, Schwan etc. Um diese Vergleiche aus der alten Literatur zu erlernen, benötigt man umfangreiche Erfahrungen mit der Natur. Oft habe ich Schüler diese Vergleiche ohne echtes Gefühl für den Sinn und die tiefere Bedeutung zitieren gehört, die diese von verschiedenen ayurvedischen Lehrern gehört hatten. Ich verwende andere Methoden und andere Vergleiche, welche die Menschen unserer Zeit besser verstehen können. An dieser Stelle ist es angebracht nochmals zu erwähnen, dass es sehr lange dauert und enormer Erfahrung bedarf, die Fähigkeit der Diagnose durch Pulsuntersuchung zu erlernen.

Die Pulsdiagnose benötigt viel Feingefühl und kann mit dem Musikverständnis verglichen werden. Musik ruft beim Kunstkenner bestimmte Gefühle hervor, die anderen, die ihre Feinheiten und Nuancen nicht spüren, versagt bleiben. Ähnlich wird man durch Praxis und Erfahrung zum Kenner und Schritt für Schritt zum Meister werden, sodass man schließlich die feinen Unterschiede des Pulsschlags erkennt und zu unterscheiden vermag, ob sich die Klienten im Zustand verschiedener Prakriti oder im Zustand von Vikriti oder im Zustand schwererer körperlicher oder mentaler Störungen befinden.

Die Logik der Pulsdiagnose in Zusammenhang mit den drei Energien des Körpers

Die drei Hauptenergien des Körpers bzw. die Doshas – Vata, Pitta und Kapha – arbeiten in Koordination. Versuchen wir also die thermodynamischen Kräfte des Körpers hinsichtlich der drei Doshas zu verstehen, um die Bedeutung der Pulsdiagnose zu erfassen. Im Kapitel Einführung in Ayurveda (Kapitel 1) werden die Funktionen der drei Doshas beschrieben. Es ist ein Zusammenwirken, und wenn eines der Doshas eine oder mehrere Funktionen unvollständig erfüllt, so hat das auch auf die anderen Doshas Auswirkungen. Betrachten wir dazu ein einfaches Beispiel. Pitta gibt dem Körper Energie. Energie entsteht durch die Verdauung der aufgenommenen Nahrung. Zur Verdauung benötigt Pitta Verdauungssäfte, die von Kapha erzeugt werden, da die Bildung neuer Zellen und Sekrete eine der Funktionen von Kapha ist. Sobald diese Energie erzeugt wird, muss sie jeden einzelnen Körperteil erreichen. Und die Verteilung dieser Energie im gesamten Körper bis zu jeder einzelnen Zelle ist wiederum die Funktion von Vata. Der Blutkreislauf ist eine der Funktionen von Vata, und Vata verteilt die Energie in jeden einzelnen Körperteil mit Hilfe des Blutkreislaufes. Neben allen anderen diagnostischen Methoden erteilt der

Blutkreislauf die detailliertesten und vollständigsten Informationen über den Körper, da er bis in jeden einzelnen Körperteil vordringt. Zusätzlich ist er Informationsträger bezüglich Pitta und Kapha, da die Energie, die das Blut besitzt, ein Ergebnis von Pitta ist, und die Qualität dieser Energie wiederum von der Qualität des Kapha abhängig ist. Es werden ja die Sekrete zur Erzeugung der Pittaenergie von Kapha gebildet. Der Rhythmus des Blutflusses entsteht durch den Pulsschlag. Der Pulsschlag weist feinste Varianten auf, je nachdem, ob das Blut ungehindert durch die Adern fließt oder ob eine Störung im Kreislauf vorliegt. Die Qualität des Blutflusses wiederum ist von der dafür benutzten Energie (Pitta) und dem enthaltenen Anteil von Kapha abhängig.

Wie und wann der Puls zu untersuchen ist

Zur Pulsuntersuchung werden drei Finger an die Wurzel des

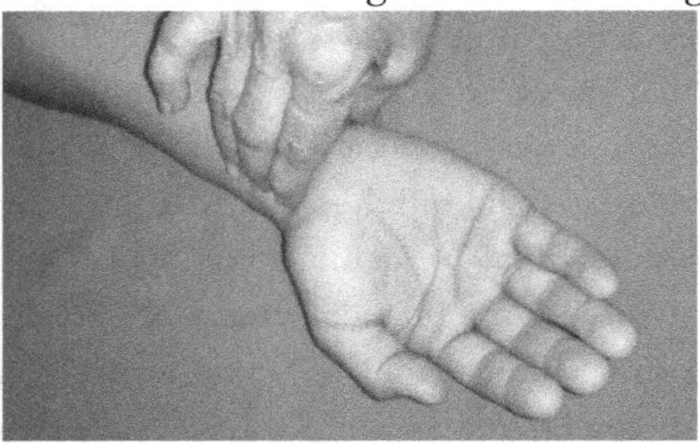

Daumens am Handgelenk gelegt. In manchen Texten ist zu lesen, dass man bei Frauen das linke Handgelenk und bei Männern das rechte Handgelenk zur Untersuchung heranzieht. In anderen Texten wiederum steht im Gegensatz dazu, dass es keine Rolle spielt, welches Handgelenk zur Pulsuntersuchung genommen wird. Ich persönlich schließe mich letzterer Ansicht an. Am wichtigsten ist es, dass man darauf achtet, dass die zu untersuchende Person sich entspannt zurück lehnt. Auch der

Arzt sollte ruhig und konzentriert sein. Eine Pulsuntersuchung ist nicht angezeigt nach Mahlzeiten, hektischen Aktivitäten, körperlicher Betätigung oder Sexualverkehr. Warten Sie daher vor der Pulsmessung 10 Minuten ab.

Der beste Zeitpunkt zur Pulsuntersuchung ist frühmorgens direkt nach dem Aufstehen, jedoch nach dem ersten Urinieren. Man sagt, dass der Pulsschlag zu diesem Zeitpunkt von den Aktivitäten der Doshas unbeeinflusst ist, und geistige Ruhe eingekehrt ist.
Wenn Sie sich nicht zurecht finden und einen wechselhaften Pulsschlag fühlen, ist es besser, die Untersuchung nach einigen Minuten mehrmals zu wiederholen, besonders frühmorgens wie oben beschrieben.

Der Puls und seine individuellen Variationen

Die ayurvedische Lehre hat in den letzten Jahren in Europa einen hohen Bekanntheitsgrad erreicht. Sie scheint für die Bewohner der westlichen Welt eine sehr romantische und gefühlvolle Wissenschaft zu sein. Nicht nur die Ölbehandlungen und Salbungen sind sehr wohltuend, sie lassen auch Freiraum für individuelle Varianten, die gerne angenommen werden. Die Patienten fühlen sich nicht wie Maschinen behandelt, die alle ähnlich und gleich schnell agieren und reagieren. Sie behalten ihre eigene Sphäre und ihre Individualität, die respektiert wird. Ayurveda legt großen Wert auf die Anpassung an den Menschen, die auf Grund des Prakriti oder der individuellen Konstitution notwendig ist. Prakriti bestimmt nicht nur unsere physiologischen Reaktionen sondern auch unser persönliches Verhalten. Es ist wie ein inneres Gesicht. Das Prakriti ist ebenso von Mensch zu Mensch verschieden wie das äußere Erscheinungsbild. Vielfalt und stetige Veränderung spielen in der Natur eine große Rolle. Alle Pflanzen haben ein unterschiedliches Aussehen, verschiedene Blattmuster, Blütenfarben etc. Wenn wir die Vielfalt der menschlichen Natur nicht anerkennen, arbeiten wir gegen die Natur und damit gegen die Gesundheit.

Zur Erlernung der Pulsuntersuchung muss man daher die individuellen Unterschiede und Schwankungen in Betracht ziehen, die der menschlichen Natur entsprechen. Die Diagnose von Vikriti und Störungen ist ein weiterer großer Schritt. Man kann die Diagnose von Beschwerden erst erlernen, wenn man einen normalen gesunden Puls in all seinen musikalischen Variationen erfühlen kann.

Europäische Anhänger des Ayurveda verbinden die Pulsuntersuchung meist mit Prakriti. Viele Stundenten meiner Wochenendworkshops glauben, dass sie in kurzer Zeit *alles* über Pulsuntersuchung lernen können. Die Langzeitschüler unserer Schule üben meist zuwenig, um wirklich voranzukommen. Ich erzähle all das um zu betonen, dass es lange dauert und viel theoretische und praktische Übung erfordert, die Pulsuntersuchung zu erlernen. Im nächsten Kapitel stelle ich ein neunstufiges Programm über zwei Jahre vor. Die Erlernung der Pulsdiagnose ist eine der schwierigsten Unterfangen in Ayurveda, weshalb es keine Abkürzung geben darf. Man muss die Kodierung des Pulsschlages entschlüsseln lernen, der das Ergebnis der Reise des Blutes in jeden Körperteil ist. Um das Entschlüsseln des Pulsschlages zu erlernen, muss man zuerst dessen Vielfalt kennen lernen. Harte Arbeit und regelmäßige Übung sind notwendig, um das

Pulsieren der Blutgefäße zu interpretieren. Genauso wie Ekagrata (Konzentration des Gedankenstromes auf ein einziges Objekt) für Sadhana benötigt wird, braucht man es auch zur Erlernung der Pulsdiagnose. Dieses Studium benötigt Ausdauer und wiederholte Übung über eine lange Zeitspanne hinweg.

4

Pulsvariationen im Zustand des Prakriti und Vikriti

Das vorliegende Kapitel ist so aufgebaut, dass der Leser parallel zur theoretischen Beschreibung der Pulsvariationen verschiedener Personen und derselben Person in verschiedenen physiologischen und emotionalen Zuständen die Praxis der Pulsuntersuchung erlernen kann. Selbstverständlich benötigt man praktische Übungen mit einem guten Lehrer, um ein Meister dieser Diagnosemethode zu werden, trotzdem kann das Selbststudium nach der folgenden Anleitung eine gute Grundlage bilden. Ich beschreibe diese Methode in neun Stufen über ein Zeitspanne von zwei Jahren.

Neunstufiges Programm zur Erlernung der Pulsdiagnose

Für die Schritte 1 bis 5 benötigt man je drei Monate, die Schritte 6 bis 8 werden parallel während 6 Monaten geübt. Schritt 9 dauert drei Monate.

Schritt 1

Fühlen Sie Ihren eigenen Puls

Drei Monate lange fühlen Sie Ihren eigenen Puls fünf bis
sechs Mal am Tag. Fühlen Sie Ihren Puls unter
unterschiedlichen Bedingungen. Beachten Sie die oben
angeführten Anleitungen zur Pulsmessung. Zuerst nehmen Sie
den Puls zu folgenden Zeiten:

- morgens unmittelbar nach dem Aufstehen
- abends kurz vor dem Schlafengehen, das heißt, wenn
  Sie bereits kurze Zeit im Bett gelegen sind und schon
  zu Einschlafen tendieren.
- während des Tages unter folgenden Bedingungen:
  - sehr hungrig
  - nach Mahlzeiten
  - müde
  - wenn Sie sich sehr gut fühlen
  - wenn Sie ärgerlich sind
  - wenn Sie niedergeschlagen sind

Notieren Sie jedes Mal die Ergebnisse Ihrer Untersuchung.
Beschreiben Sie sie auf Ihre eigene Art im Lichte Ihres
derzeitigen Wissens, schreiben Sie alles auf, was Ihnen auffällt,
wie auch immer Sie es auszudrücken vermögen. Fassen Sie
sich kurz und vergleichen Sie den Pulsschlag der
verschiedenen Untersuchungen. Zum Beispiel mag Ihr
Morgenpuls eines Tages schneller und stärker sein als an
anderen Tagen. Schreiben Sie das auf. Überlegen Sie die
Gründe dafür und notieren Sie auch diese auf. Zum Beispiel:

‚Mein Puls war heute morgen stärker als an anderen Tagen. Der Grund dafür könnte sein, dass ich unruhig schlief, oder dass ich am Vortag zuviel Tee oder Kaffee getrunken habe, oder dass ich während der Nacht sehr durstig war, oder dass ich ein ziemlich salziges Abendessen in einem Restaurant eingenommen hatte, oder Ähnliches'. Schreiben Sie spontan alles auf, was Ihnen in den Sinn kommt, ohne lange darüber nachzudenken. Sie werden erkennen, dass wir über unseren Körper gut Bescheid wissen, aber nicht aufmerksam genug sind ihn zu interpretieren. Die häufige eigene Pulsuntersuchung wird Ihr Wissen vermehren, und sie wird für Sie außerdem auch eine Erfahrung über Ihr inneres Wesen sein.

Dieses Training soll Ihnen die verschiedenen Nuancen des Pulsschlages verdeutlichen. Ihr eigener Körper lehrt Sie, die während eines Tages auftretenden unterschiedlichen Befindlichkeiten mit dem Nadi Sapandan (Pulsieren der Blutgefäße) in Verbindung zu bringen. Auch lernen Sie die Auswirkungen Ihrer Gefühle auf Ihren Körper näher kennen.

Lesen Sie Ihre Notizen von Zeit zu Zeit durch. Ändern Sie Ihre Ausdrucksweise, wenn Sie bessere Formulierungen finden.

Nach ein paar Wochen ist Ihr Selbstvertrauen soweit gediehen, dass Sie weitere Situationen für die Pulsuntersuchung heranziehen können. Behalten Sie die Morgen- und Abendroutine bei, damit Sie Ihre Tagesverfassung genau so wie die anderen diagnostischen Praktiken, z.B. die Stuhl-, Urin- und Zungenuntersuchung, kennen lernen. Beginnen Sie in einer zweiten Phase, Ihren Puls in folgenden Situationen zu messen:

- nach Konzentrationsübungen und meditativen Praktiken
- nach großer körperlicher Anstrengung, z.B. nachdem Sie Stiegen hochgelaufen sind
- in anderen ungewöhnlichen Lebenssituationen

Während dieser dreimonatigen Periode treten möglicherweise besondere Lebensumstände auf, Sie fühlen sich sehr gut, weil Sie etwas erreicht haben oder irgendeine ungewöhnliche Leistung erbracht haben, oder Sie fühlen sich angewidert von Ihrer Umgebung, möglicherweise ist Ihr Wohlbefinden durch Fieber, Schmerzen oder andere Unpässlichkeiten gestört. Sie haben hierbei Gelegenheit, die Vielfalt der Pulsdiagnose zu erfahren.

Mit der Zeit nimmt Ihre Sensibilität hinsichtlich verschiedener Geräusche und Töne zu, und Sie vermögen sodann, diese mit physiologischen und mentalen Umständen in Zusammenhang zu bringen. Durch fleißige Übung können Sie Unterschiede in Frequenz, Stärke, Klangfarbe und Rhythmus des Pulses erkennen.

Schritt 2

Interpretieren der Daten

In dieser Phase erlernen Sie die Interpretation Ihrer Untersuchungsergebnisse. Fühlen Sie weitere drei Monate Ihren Puls, versuchen Sie aber nunmehr, ihn anhand Ihrer erworbenen Kenntnisse, wie Ihre Blutgefäße zu verschiedenen Zeiten und unter unterschiedlichen Umständen pulsieren, zu bewerten.

Zuerst muss man den Pulsschlag der drei Doshas kennen lernen. Das heißt aber nicht, dass man ihn zur Bestimmung des Prakriti einer Person benutzt, man bringt ihn nur allgemein mit einem momentanen körperlichen Zustand in Beziehung. Sie erhalten z.B. Pitta Ergebnisse des Pulsschlages während des Verdauungsvorganges. Studieren Sie die folgenden Beschreibungen sorgfältig und stellen Sie den Zusammenhang mit den Ergebnissen Ihrer dreimonatigen Erfahrung her. Fühlen Sie Ihren Puls wie bisher, versuchen Sie aber nun, Ihre Beobachtungen im Lichte der folgenden Erläuterungen zu sehen.

Pulsschlag einer gesunden Person

- Der Pulsschlag einer gesunden Person mit ausgewogenen Doshas ist ruhig, regelmäßig und kräftig. Er ist wie das Ticken einer Uhr, wie ein ruhiges regelmäßiges tick ... tick ... tick ... tick ... tick. Input und Output des Pulses sind gleich, die Stärke bleibt stabil.
- Die beste Zeit, den ausbalancierten Puls einer gesunden Person zu messen, ist morgens nach dem Aufstehen und dem ersten Wasserlassen. Zu anderen Tageszeiten können bisweilen Schwankungen auftreten.
- Der Puls einer gesunden Person ist von seinem Prakriti abhängig. Die obige Beschreibung kann daher

je nach Ihrem Prakriti leichten Schwankungen unterworfen sein.

Im Folgenden wird der Pulsschlag der drei Doshas beschrieben. Man muss beachten, dass der Pulsschlag auch im oben beschriebenen ausgewogenen gesunden Zustand vom dominierenden Dosha immer oder zeitweise, je nach dem Grad der Dominierung, mitbestimmt wird. Es gibt daher auch beim gesunden regelmäßigen Puls gewisse Unterschiede.

- Ein Vata Puls geht tick-tack ... tick-tack ... tick-tack ... tick-tack ... tick-tack. Der Input des Pulsschlages ist also kürzer, der Output länger. In der ayurvedischen Literatur wird der Vata Puls mit den Bewegungen eines Blutegels oder einer Schlange verglichen.
- Der Pitta Puls ist sprunghaft. Zwischen den regelmäßigen Schlägen finden sich plötzliche schnelle Impulse: Tick ... tick ... tick ... tick.tick.tick ... tick ... tick. In der ayurvedischen Literatur wird dieser Pulsschlag mit der Fortbewegung eines Frosches oder einer Krähe verglichen.
- Der Kapha Puls ist tief reichend und hat im Vergleich zum Vata und Pitta Puls eine geringere Stärke, es ist anders ausgedrückt ein schwererer Puls. Stellen Sie sich eine dicke Person vor, die sich langsam vom Sitzen erhebt und langsam wieder niedersetzt. Dieser Puls ist leise und langsam, wie tiick ... tiick ... tiick, und wird mit den Bewegungen eines Schwanes verglichen.

An dieser Stelle möchte ich erwähnen, dass beim gesunden Menschen von Zeit zu Zeit der Puls des dominierenden

Dosha zu beobachten ist, dass es aber auch Situationen gibt, wo der Puls die Merkmale der anderen Doshas aufweist. So kann Ihr Puls, wenn Sie hungrig sind, schwach und unruhig sein. Nach dem Essen wird er wieder ruhig und stark. In der ersten Verdauungsphase bis zu einer Stunde nach dem Essen wird vielleicht ein Pitta Puls zu messen sein. Beim Wandern oder sonstiger körperlicher Betätigung wird der Puls ebenfalls Pitta Merkmale zeigen.

Diese Lernstufe ist im Vergleich zur ersten schwieriger, da Sie im ersten Schritt ja nur das Hören übten. Damals war es am wichtigsten, die Unterschiede in Stärke, Klangfarbe und Rhythmus etc. kennen zu lernen. Jetzt aber müssen Sie zusätzlich die Bedeutung der erfühlten Eigenarten interpretieren. Im Laufe der drei Monate werden Sie durch die Praxis mehr Sensibilität für die Vielfalt des Pulsschlages entwickeln.

Schritt 3

Der Puls unter verschiedenen Bedingungen

In diesem Schritt sind zu Übungszwecken verschiedene Situationen herbeizuführen, um den Puls unter extremen Bedingungen zu messen. Untersuchen Sie Ihren Puls in den folgenden drei Monaten unter folgenden Bedingungen:

- nach übermäßiger körperlicher Betätigung, wie Laufen, Springen oder schnellem Radfahren
- nach einer Ölmassage

- nach einer Svedana Behandlung, einer ayurvedischen Wärme- bzw. Schwitztherapie

- nach Yogasanas

- nach Japa oder einer anderen meditativen Übung

Die folgenden Kästchen beschreiben die Anwendungen von Ölmassage und Wärmebehandlung zuhause.

Ölsalbung und Selbstmassage

- Wählen Sie bei kaltem Wetter einen warmen Platz im Haus. Nehmen Sie etwas warmes Öl und tragen Sie es zuerst mit der rechten Hand auf Ihre linke Hand auf. Nach dem Einsalben jedes Fingers und beider Handflächen, massieren Sie die Hand mit Druck. Massieren Sie jeden einzelnen Finger.

- Tragen Sie das Öl mit langen und kräftigen Strichen am ganzen Arm auf. Auch Schultern und Unterarme sind mit dem Öl einzureiben. Weiteres Einmassieren, bis das Öl von der Haut aufgenommen ist. Tragen Sie bei Bedarf mehr Öl auf. Je nach Typ benötigt man abhängig vom jeweiligen Prakriti oder Zustand des Vikriti ein unterschiedliches Ölquantum.

- Mit der linken Hand die rechte Hand und den rechten Arm ebenso behandeln.

- Massieren Sie Ihren linken Fuß mit reichlich Öl ein. Benützen Sie dazu beide Hände. Tragen Sie am Unterschenkel Öl mit langen Strichen auf, massieren Sie kräftig ein, damit das Öl von der Haut vollständig aufgenommen wird. Ebenso ist das ganze

Bein einzureiben, anschließend der rechte Fuß und das rechte Bein.

- Stehen Sie auf und tragen Sie Öl auf das Gesäß und beide Seiten des Rumpfes auf. Kräftig einmassieren bis das Öl ganz eingesogen ist.
- Sodann niedersetzen und den vorderen Teil des Körpers, Nacken und Gesicht behandeln, indem Sie mit kräftigen Strichen das Öl einmassieren.
- Tragen Sie nun Öl auf die unteren Partien Ihres Rückens auf, indem Sie die Arme nach hinten strecken, und auf die oberen Rückenteile, indem Sie Ihre Arme von oben abwärts bewegen. Verwenden Sie eventuell ein Plastiktuch, das Sie mit Öl bestreichen, rollen Sie hierauf hin und her.
- Damit die Haut ausreichend Öl aufnimmt, wiederholen Sie die Prozedur mindestens einmal, besser aber mehrmals.

Die feuchte Wärmebehandlung ist nach der Ölmassage angezeigt.

Feuchte Wärmebehandlung

Ayurveda kennt zwei Arten der Wärmebehandlung bzw. Schwitztherapie, nämlich die trockene und die feuchte. Trocken schwitzt man an einem trockenen heißen Ort (z.B. in der Sauna), während die feuchte Behandlung mit einem Dampfbad verglichen werden kann. Laut Ayurvedalehre ist es jedoch streng verboten, sich nach der Wärmebehandlung der Kälte, etwa im Freien, auszusetzen. Im folgenden beschreibe ich eine einfache Methode der feuchten Wärmebehandlung im Hause.

- Vor dem Bad unbedingt alle Fenster schließen. Die Behandlung an einem warmen Ort vornehmen. Bereiten Sie Ihr Bett und wärmen Sie es mit einer heißen Wärmflasche vor. Bereiten Sie Tee aus Ingwer, Basilikum, Kardamom und Pfeffer zu und stellen Sie ihn in einer Thermosflasche neben das Bett.
- Lassen Sie ein heißes Bad mit einigen Tropfen ätherischen Ölen ein. Verwenden Sie z.B. Rosenöl, Jasmin, Fenchel oder eine Mixtur dieser Duftöle. Machen Sie es sich in der Wanne gemütlich. Füllen Sie immer wieder heißes Wasser nach.
- Sobald Sie zu schwitzen beginnen, verlassen Sie das Bad, ziehen Sie einen Bademantel über und legen Sie sich ins warme Bett. Sodann Tee trinken und gut zugedeckt liegen bleiben. Sie werden einige Zeit weiterschwitzen.
- Nach dem Schwitzen ca. eine weitere halbe Stunde ruhen.

In dieser Stufe lernen Sie die unterschiedlichen Qualitäten des Pulsschlages unter verschiedensten Umständen kennen. Nach körperlicher Betätigung wird der Puls sprunghaft und schnell, während er nach stressabbauenden und beruhigenden Maßnahmen ruhiger und gleichmäßiger wird.

Beobachten Sie hierbei die Unterschiede unter normalen Bedingungen und in folgenden Situationen:

- Nach starker körperlicher Betätigung wird der Puls sehr schnell und stark. Nach ca. 30 Sekunden sollte sich der Puls langsam beruhigen. Auch die Stärke nimmt ab. In der Jugend erfolgt die Rückkehr zum normalen Schlag rascher, mit zunehmendem Alter verzögert sie sich.

- Nach einer Ölmassage und anschließender Ruhepause ist der Pulsschlag im Allgemeinen ruhig und regelmäßig.

- Nach der Wärmebehandlung ist der Puls leise und schwach. Trinken Sie nach der Wärmebehandlung ein heißes Getränk und fühlen Sie hierauf nochmals den Puls. Sie werden bemerken, dass er nun innerhalb weniger Minuten lauter und stärker wird.

- Nach Yogaübungen und anschließender Ruhe in der Shava Asana oder das Totshaltung wir der Puls regelmäßig und stark.

- Nach Japa oder einer ähnlichen meditativen Praktik ist der Puls kräftig, die Schläge länger andauernd.

In dieser Phase können Sie beginnen, Menschen Ihrer unmittelbaren Umgebung den Puls zu fühlen. Da Sie selbst sich nicht immer besonderen Umständen aussetzen können, üben Sie zu diesem Zweck mit Personen, die Ihnen nahe stehen. Vorteilhaft ist es, den Puls derselben Person mindestens dreimal am Tag zu messen. Vergleichen Sie Ihren eigenen Puls mit dem anderer Personen unter ähnlichen Umständen. Die nächste Phase ist ausschließlich dieser Aufgabe gewidmet.

Schritt 4

Die Pulsuntersuchung bei verschiedenen Personen

Messen Sie drei Monate lang den Puls verschiedener Personen. Sie sollten in dieser Phase nur gesunde Personen untersuchen. Fühlen Sie den Puls von möglichst vielen Personen unter unterschiedlichsten Bedingungen. Notieren Sie Besonderheiten, die Ihnen auffallen. Ist der Puls einer Person ganz anders als Sie es nach Ihrem bisherigen Wissensstand erwarten, notieren Sie dies mit einem Fragezeichen. Vielleicht löst sich die Frage von selbst im Laufe Ihrer weiteren Übungen.

Beobachten Sie verschiedene Altersgruppen für Ihre Übungen. Vergleichen Sie diese in verschiedenen Situationen. Das ist nicht einfach zu bewerkstelligen, aber verschaffen Sie sich zumindest Vergleichsdaten des Pulses nach starker körperlicher Betätigung sowie nach einer Meditation und vergleichen Sie die Unterschiede bei Personen verschiedenen Alters eingehend.

Die erhaltenen Daten können für Sie unter Umständen manchmal verwirrend sein, da Sie einer Variantenvielfalt ausgesetzt sind und vielleicht auch Menschen mit Vikriti untersuchen. Diese Periode soll die Vielfalt der Möglichkeiten aufzeigen, die sich durch Alter und Umstände ergeben. Auch soll Sie diese Übungsphase auf den nächsten Schritt vorbereiten, wo Sie den Puls im Zustand des nicht Gesundseins (Vikriti) kennen lernen. Im Vikriti befindet sich eine Person, die temporär nicht gesund ist, und ich benütze deshalb bewusst die Übersetzung ‚Zustand des nicht Gesundseins'.

Schritt 5

Der Puls im Zustand des Vikriti

In dieser Phase messen Sie drei Monate lang Personen den Puls, die müde sind oder nervös, hektisch (Vata Vikriti), leicht verärgert (Pitta Vikriti) oder schläfrig oder aber lethargisch (Kapha Vikriti). Wie im Kapitel über die Grundlagen des Ayurveda beschrieben sind dies Personen mit Vikriti der Doshas. Versuchen Sie möglichst viele Symptome des Vikriti anhand der in Kapitel 1 angeführten Beschreibungen herauszufinden. Klammern Sie aber bewusst Personen aus, die ständig klagen bzw. permanent an einer oder an verschiedenen gesundheitlichen Beschwerden leiden. Solche Personen haben meist Vikriti eines Dosha über eine längere Zeitspanne hinweg, wodurch es zu Vikriti der anderen Doshas gekommen ist. Zu diesem Zeitpunkt Ihrer Lernerfahrung würde der Puls solcher Personen für Sie zu verwirrend sein. Üben Sie diesen Schritt wiederum drei Monate lang.

Nachfolgend wird der Pulschlag im Zustand eines Dosha Vikriti beschrieben:

- Der Puls bei Vata Vikriti geht tick ... tack ... tick... tack ... tick ... tack. Lässt man eine Person mit Vata Vikriti eine Zeit lang entspannt ruhen, kann der Puls wieder normal werden, zumindest teilweise. Dies hängt jedoch vom Ausmaß des Vikriti ab.

- Ein sprunghafter Puls ist ein Zeichen für Pitta Vikriti. Tick ... tick... tick .. tick.tick.tick.tick. Zwischendurch kommt es zu raschen kurzen Pulsschlägen. Diese wiederholen sich in bestimmten Abständen.
- Ein Kapha Vikriti Puls ist sehr schwach, schwer und langgezogen. Stellen Sie sich vor, wie Sie gehen, wenn Sie eine große Last mit sich tragen. Es fühlt sich an, als ob der Puls von einem entfernten Ort übertragen würde.

Schritt 6, 7 und 8

Vata Vikriti

Pitta Vikriti

Kapha Vikriti

Diese drei Scritte werden in sechs Monaten geübt. Ich lasse sie der Einfachheit halber parallel üben, da sich die Übungsmöglichkeiten durch Zufall ergeben. Wem immer Sie den Puls messen, müssen Sie feststellen, welches Vikriti die Versuchsperson hat. Auch sollten diese drei Schritte parallel ausgeführt werden, um zwei weitere Beobachtungen einzuüben, die über die Erfahrungen in Schritt 5 hinausgehen:

- Der Puls eines Dosha Vikriti kann je nach Ausmaß und Art des Vikriti unterschiedlich sein. So kann eine Person mit Vata Vikriti nervös sein, an Schlafstörungen oder Verstopfung leiden. Diese Beschwerden können anhand des Pulses unterschieden werden.

- Gemischtes Vikriti von zwei Doshas ist ein weiterer Aspekt, der in dieser Phase beachtet werden muss.

Variationen des Pulsschlages bei verschiedenen Symptomen von Vata Vikriti

Gefühle, Sorgen und Ängste: Eine Vata Störung bewirkt in diesem Fall, dass sich die betroffene Person häufig Sorgen macht. Unter emotionalem Druck oder aufgrund von Ängsten zeigt der ausklingende Puls (Output) gewisse Vibrationen, ein vibrierendes Echo, der anhebende Puls (Input) hingegen ist etwas stärker.

Schlafstörungen und Schlaflosigkeit: Bei diesen Beschwerden ist der Puls ziemlich hektisch und sehr leicht. Der Auf- und Abschlag erfolgt sehr schnell, während es zwischen zwei Pulsschlägen eine längere Pause gibt.

Trockene Haut, rauer Hals und Verstopfung: Diese Beschwerden treten bei Vata-Schwäche auf, man fühlt sich körperlich ausgetrocknet. Der Pulsschlag hat weniger Kraft, der ausklingende Puls ist kürzer als der anhebende Puls.

Variationen des Pulsschlages bei verschiedenen Symptomen von Pitta Vikriti

Langsame und schwierige Verdauung: Eine Störung des Agni oder Verdauungsfeuers ist das wichtigste Symptom bei Pitta Vikriti.

Der Pulsschlag ändert plötzlich Dauer, Stärke und Frequenz. Der regelmäßige Puls wird kürzer mit heftigen Pulsschlägen. Während der Verdauung ist der Puls schwächer, auch wenn er von normaler Dauer ist.

Übermäßiger Hunger und Durst: Der Puls ist rastlos und ändert seinen Rhythmus. Vor den Mahlzeiten wird der Pulsschlag meist kürzer. Wenn Hunger und Durst gestillt sind, wird der Puls wieder normal.

Jähzornig und übermäßig hitzig: In diesem Fall von Pitta Vikriti ist der Puls stark, hat eine hohe Frequenz, er zeigt immer wieder sehr kurze Impulse. Nach abkühlender Behandlung, einer Wetteränderung oder nach Abklingen des Jähzorns stabilisiert sich der Puls wiederum.

Variationen des Pulses bei verschiedenen Symptomen von Kapha Vikriti

Übermäßiger Schlaf und Schläfrigkeit: Der Puls ist sehr leise und schwer, als ob jemand sich schwer über ein Hindernis quälte. Der Puls ist schwach.

Kalte und feuchte Hände und Füße: Der Puls ist langsamer als gewöhnlich und vergleichsweise von geringerer Frequenz und Stärke.

Tendenz zu Schleimbildung: Bei dieser Ausprägung von Kapha Vikriti klingt der Puls sehr stumpf und hat eine geringe Frequenz. Anheben und Ausklang des Pulsschlages sind von längerer Dauer als bei den beiden oben beschriebenen Zuständen.

Vikriti von zwei Doshas

Manche Fälle können leicht zu Verwirrungen führen, besonders wenn eine Person Vikriti von mehr als einem Dosha aufweist. Da benötigen Sie vollkommene Konzentration und die Aufbietung all Ihres bisher erworbenen Wissens. Sie messen z.B. einen Puls mit Vata Vikriti, der wie tick-tack tick- tack klingt, aber während des tack, beim Ausklang des Pulsschlages nämlich, spüren Sie eine Vibration. Daraus schließen Sie auf Vata Vikriti, der Proband macht sich Sorgen oder hat Angst. Mit anderen Worten handelt es sich hier um eine emotionale Instabilität und Unsicherheit. Während Sie diesen Puls fühlen und Ihre Schlüsse ziehen, spüren Sie eine plötzliche Pulsänderung zum sprunghaften tick-tick-tick. Bei dieser Person liegt offensichtlich sowohl Vata als auch Pitta Vikriti vor. In dieser Situation müssen Sie besonders darauf achten, dass Sie der Versuchsperson nicht im Hungerzustand den Puls fühlen. Bei Unsicherheit wiederholen Sie die Pulsuntersuchung bei leerem Magen in den Morgenstunden.

Auch Vata-Kapha und Kapha-Pitta Vikriti sind möglich. Durch sorgfältige Pulsuntersuchung können Sie auch hier den Grad der Schwäche der beiden Doshas erkennen und auf jene Beschwerden, die davon verursacht werden, schließen.

Wichtig ist es, Ihre Ergebnisse durch Befragung der Probanden zu verifizieren. Für die Erlernung der Pulsuntersuchung ist somit das grundsätzliche Wissen über Ayurveda und die dynamischen Aspekte von Prakriti und Vikriti unerlässlich.

Schritt 9

Vikriti aller Doshas

Wenn sich alle Doshas im Zustand des Vikriti befinden, so geraten die Körperfunktionen nach und nach aus dem Gleichgewicht. Im Zustand der Gesundheit sammeln die Doshas in Form von *Dhatus* die zur Durchführung der Körperfunktionen notwendige Energie. Es gibt sieben Dhatus, sie liefern dem Körper Unterstützung und Nahrung. Bei Vikriti aller Doshas werden die Dhatus nicht genährt. Dhatus sind ein den Körper unterstützendes System, sie werden unter diesen Umständen ausgehungert. Schwäche und Krankheit sind die Folgen.

Die Pulsuntersuchung wird schwierig, wenn der Puls alle bisher erlernten Merkmale aufweist. Nur selten werden Sie auf Menschen treffen, die Vikriti aller Doshas haben. Meistens haben solche Personen ein Leiden oder befinden sich an der Schwelle zum Unwohlsein. Diesen Patienten sollte sofort geholfen werden, ihren Normalzustand zu finden. Sie brauchen veränderte Essgewohnheiten, einen anderen Lebensstil und Medikamente, um wieder einen annähernd normalen Zustand zu erreichen, sowie Rasayanas zur Förderung ihrer Vitalität und Immunkraft. Nach dieser Erstbehandlung brauchen Sie ein komplettes Panchakarma, um das Ungleichgewicht an der Wurzel zu beheben. Im Ayurveda sagt man, dass die Behandlung des Ungleichgewichtes mit Medikamenten dem Fällen eines Baumes gleichkommt. Nach dem Umschneiden ist der Baum nicht tot, er kann sogar austreiben. Doch mit Panchakarma ist es möglich, das Ungleichgewicht an der Wurzel zu beheben.

Zum Verständnis der Pulsuntersuchung bei komplizierten Fällen von Ungleichgewicht aller Doshas ist es wichtig, die Beziehungen der Doshas untereinander genau zu verstehen. Ist Vata im Ungleichgewicht, gibt es auch zuwenig Kapha. Bei Fehlen eines schweren Elementes wird das leichte Element umso leichter, und seine Bewegungen werden schneller. Um z.B. einen hektischen Zustand zu beruhigen (Überschuss des Elementes Akasha oder des Raumes), benötigt man das Erdelement zum Ausgleich. Ist Kapha jedoch im Übermaß vorhanden, so kann es durch das Feuerelement ausgeglichen werden. Kälte und Nässe werden durch Hitze wettgemacht. Ein Übermaß des Feuerelementes wird durch die Elemente Erde und Wasser ausgeglichen. Ein Ungleichgewicht von Vata lässt das Feuer hingegen ungehemmt lodern und verursacht damit auch dessen Ungleichgewicht. Ein Ungleichgewicht führt zum nächsten, und schließlich gerät das gesamte System außer Kontrolle.

In diesem Stadium von Vikriti und bei Abnahme der Dhatus variiert der Puls sehr stark. Er zeigt einmal die Merkmale von Vata Vikriti, dann von Pitta oder Kapha Vikriti oder umgekehrt. Dauert der Zustand des Vikriti über längere Zeit an und sind die Dhatus (*Dhatukshaya*) erheblich geschwächt, dann klingt der Puls sehr leise und kraftlos. Trotzdem können die Merkmale des einen oder anderen Vikriti noch immer unterschieden werden. Sie werden bemerken, dass der Übergang von den Merkmalen des einen zum anderen Vikriti ziemlich plötzlich erfolgt, und dass die Anzeichen einer Art Vikriti unterschiedlich lang anhalten.

Nach zweijähriger Übung der Pulsuntersuchung in neun Schritten werden Sie sich an die enorme Vielfalt der Merkmale gewöhnen, die sich bezüglich Rhythmus, Klangfarbe, Stärke und Frequenz ergeben und zu den außergewöhnlichen Informationen des Pulsschlages führen. Hier folgen nun einige weitere Faktoren, die ebenfalls zu berücksichtigen sind.

Pulsschlag und Alter

Kinder haben einen sehr zarten Puls, beim gesunden Kind ist er regelmäßig und zeigt ‚weich gleitende Bewegungen'. Er hat auch eine kürzere Dauer. Das bedeutet, dass die Konsistenz des Blutes gleichmäßig ist und einen ausgewogenen Fettanteil hat. Die Stärke des Pulses aber ist während der Kindheit variabel.

Im jugendlichen Alter sind die Pulsschläge länger als in der Kindheit, der Puls ist kräftiger und stärker ausgeprägt. Im Sanskrit nennt man diesen Puls ‚Pooran', das bedeutet vollständig.

Der Puls alter Menschen ist langsam, tief, trocken und manchmal verhalten. Lassen Sie mich diese Ausdrücke näher erläutern. Im Gegensatz zum Puls eines Kindes hat man beim Puls eines alten Menschen den Eindruck, er sei ‚trocken', die Flüssigkeit ist schlecht geschmiert, also nicht gleitend. Tief heißt, der Puls hat einen ausgeprägten Klang, und die Pulsschläge sind länger. Langsam bezieht sich auf die Frequenz.

Der Puls einer schwangeren Frau ist schwer und langsam. Die Stärke ist zu Beginn des anhebenden Pulses geringer und nimmt zum Ende hin zu.

Puls und Lebensdauer

Der Puls einer gesunden Person wurde bereits beschrieben. Nun gibt es aber Feinheiten, die nicht nur auf die Gesundheit, sondern auch auf die zu erwartende Lebensdauer einer Person schließen lassen. Ein gesunder Puls, kräftig, ebenmäßig weich und vollkommen gleichmäßig, zeigt, dass die betreffende Person eine sehr starke Grundkonstitution hat, ausgeprägte Ojas und lang leben wird. Ein gleichmäßiger aber weniger kräftiger Puls spricht für ein mittellanges Leben. Wenn der Puls zwar regelmäßig ist, aber wie ein langsam fließender Fluss klingt, ist das ein Zeichen für gering ausgeprägte Ojas und bedeutet eine etwas kürzere Lebenserwartung.

Der in diesem Zusammenhang wichtigste Faktor ist die Beziehung zwischen den Bemühungen, die wir zur Erhaltung unserer Gesundheit anstellen, und der uns angeborenen Grundkonstitution. Im Ayurveda heißt das, was wir von Geburt an aus unserem früheren Karma mitbringen, *Daiva*. *Purushkara* bezeichnet das, was wir mit diesem Karma tun, also die Taten unseres jetzigen Lebens. Für Gesundheit und ein langes Leben müssen Daiva und Purushkara in Einklang gebracht werden. Unser Purushkara sollte danach trachten, aus der uns angeborenen Gesundheit das beste zu erreichen. Wir sollten uns bemühen, unsere durch die Geburt gegebene Gesundheit zu erhalten, bei eintretenden Schwächen aber Mittel und Wege zu suchen, unsere Konstitution zu verbessern und die Ojas bzw. unsere Basisenergien zu stärken. Wer über einen Puls verfügt, der ein langes Leben verheißt, aber seine Gesundheit laufend schädigt, verkürzt dadurch seine Lebensdauer. Eine Person mit mittlerer Lebenserwartung dagegen kann länger leben, wenn sie Reinigungspraktiken durchführt, Rasayanas (Ojas stärkende Substanzen) zu sich nimmt und ihren Lebensstil im Sinne des Ayurveda auf Desha (Ort) und Kala (Zeit – Tageszeit, Jahreszeit, Alter) ausrichtet.

5

Der Puls bei kranken Personen

In der Ayurveda-Lehre gibt es drei Arten von Krankheiten – endogene, exogene und psychische. Endogene Krankheiten entstehen auf Grund eines länger bestehenden Ungleichgewichtes der Doshas. Die Ursachen sind ein fehlgeleiteter Lebensstil und die Vernachlässigung des eigenen Wohls. Hoher Blutdruck, Allergien, Hämorrhoiden, Arthritis und Schlafstörungen sind einige Beispiele für diese Kategorie. Exogene Beschwerden werden von Infektionen mit Parasiten oder durch Giftstoffe verursacht. Psychische Krankheiten entstehen, wenn Wünsche unerfüllt bleiben oder wenn man unter unerwünschten Lebensumständen sein Dasein fristet.

Im vorangehenden Kapitel wurde die Pulsuntersuchung im Zustand des Vikriti beschrieben. Bleibt der Zustand des Vikriti eines Dosha unbeachtet, so wird er gefestigt und führt letztlich zu einer Störung des Gleichgewichts der beiden anderen Doshas. Es liegt an allen drei Doshas gemeinsam, alle physischen und mentalen Funktionen des Körpers auszuführen. Pitta erzeugt mit Hilfe der von Kapha durch die Verdauung der Nahrung erzeugten Sekrete Energie. Vata verteilt diese Energie im ganzen Körper. Ist eine der drei Energien nicht voll funktionsfähig, dann gerät offensichtlich das gesamte System durcheinander, was langfristig weitere Folgen nach sich zieht. Hat also jemand Vikriti eines oder mehrerer Doshas, so befindet er sich bereits an der Schwelle zu einer Krankheit. Wird das Vikriti über längere Zeit nicht beachtet, dann entstehen endogene Krankheiten. Wie im vorherigen Kapitel erwähnt, werden die Dhatus in dieser Situation ausgelaugt, und die Ojas des Körpers (Immunität und Vitalität) verkümmern zum Zustand des Vikriti aller Doshas. Der oder die Betroffene wird damit auch für exogene Krankheiten anfällig. Wer sich körperlich schwach und unwohl fühlt und durch verschiedene Beschwerden beeinträchtigt ist, wird auch geistig geschwächt und anfällig für psychische Krankheiten. Aus der ganzheitlichen Sicht der Ayurveda-Lehre sind alle Lebensumstände untereinander verbunden, sie stehen in inniger Beziehung und sind voneinander abhängig.

Bei bestimmten endogenen Beschwerden sind die Vikriti Pulsmerkmale ausgeprägter und verzerrt. Bei schweren und chronischen Krankheiten ist der Puls unregelmäßig. Sie müssen viele Patienten mit den verschiedensten Krankheiten über lange Zeit untersuchen, um ein Meister der Pulsdiagnose zu werden, da der Puls abhängig von der Komplexität der Krankheit variiert. Die bei Vikriti beschriebenen Anzeichen sind bei Krankheiten nicht mehr gültig. Im Folgenden wird der Puls bei einigen häufigen Beschwerden und Krankheiten beschrieben.

Fieber

Nach Ayurveda gibt es je nach betroffenem Dosha drei Arten Fieber. Der Puls bei Vata Fieber ist ähnlich wie bei Vata Vikriti, aber sehr laut und schnell. Das Fieber ist zwar durch eine Vata Störung verursacht, die Hitze selbst ist aber ein

Zeichen von Pitta. Bei Pitta Fieber ist der Puls ebenfalls sehr schnell und laut, wird aber zwischendurch sprunghaft. Bei Kapha Fieber ist der Puls leise, wird aber in kurzen Abständen sehr laut. Wenn das Fieber absinkt, nimmt der Pulsschlag etwas an Stärke ab.

Durchfall

Wurde der Durchfall durch übermäßige Darmtätigkeit verursacht, ist der Puls laut und zeigt Vibrationen. Über eine bestimmte Zeitspanne hinweg bleibt er kräftig, während er sich sporadisch schwach anfühlt. Es gibt Menschen, die an übermäßiger Darmtätigkeit leiden, ohne an einer externen Infektion erkrankt zu sein. Sie gehen häufig auf die Toilette, entleeren große Mengen Mala (Exkremente) und verwerten die Nahrung (Rasa) nur wenig. Diesen Zustand nennt man im Ayurveda *Grahni*.

Bei schwerem Durchfall auf Grund einer bakteriellen oder Virusinfektion oder der Einnahme von giftigen Substanzen, ist der Puls laut mit Vibrationen beim Pulsanstieg, während der Pulsabfall besonders schrill ist.

Hypertonie oder erhöhter Blutdruck

Bei Hypertonie ist der Puls sehr laut. Man kann ihn mit einem durchdringenden Trommelschlag vergleichen. Auch bei Fieber ist er laut, aber ohne Resonanz. Bei erhöhtem Blutdruck hat der Puls eine Art Echo.

Hypotonie oder niedriger Blutdruck

Im Gegensatz zu den oben beschriebenen Verhältnissen hat der Puls bei niedrigem Blutdruck viel weniger Kraft und klingt eher verhalten und von weit weg. Auch ist die Frequenz geringer.

Arthritis

Der Puls zeigt eine Vata-Schwäche und wird zwischendurch sehr laut mit Zeichen von Kapha-Schwäche. Ist die Krankheit bereits fortgeschritten, wird der Puls sehr leise und unregelmäßig, verändert jedoch von Zeit zu Zeit seine Stärke.

Hämorrhoiden

Bei Hämorrhoiden zeigt der Puls eine extreme Vata-Schwäche, ist laut und instabil. Bei chronischem Leiden zeigt der Puls auch eine Pitta-Schwäche und wechselt von langsamen zu raschen Impulsen.

Hautkrankheiten

Bei Hautkrankheiten klingt der Puls sehr hart und kurz. Es besteht ein Mangel an *Snehan* bzw. Fettelement, das für die weiche Ebenmäßigkeit des Pulses zuständig ist.

Erkrankungen der Harnwege

Ein Patient mit Harnwegsbeschwerden zeigt sehr schwere und lange Pulsschläge. Ist die Infektion milde, kann der Puls normal stark sein, klingt aber in akuten Fällen sehr leise und schwach.

Fettleibigkeit

Es ist manchmal schwierig, den Puls von übergewichtigen bzw. fettleibigen Personen zu finden, da er sehr leise ist und vom darüber liegenden Fettgewebe abgeschwächt wird. Der Puls ist schwer, müde und leise, als schleppe er sich mit großer Anstrengung dahin.

Arrhythmie

Der Pulschlag entspricht dem Schlag des Herzens. Es gibt eine Krankheit, die man im Volksmund als ,Aussetzen des Herzens' bezeichnet. Es handelt sich um eine Herzrhythmusstörung. Die Ursache kann Erschöpfung sein, die Einnahme von Drogen oder eine Störung im Sinusknoten, dem natürlichen Herzschrittmacher.

Solche Beschwerden können leicht mittels Pulsuntersuchung festgestellt werden. Tritt die Arrhythmie selten auf, ist sie möglicherweise durch Erschöpfung verursacht und kann daher durch entsprechende Ruhe und Diät behandelt werden. Tritt die Arrhythmie aber dauernd auf, kann sie die Herzfunktionen beeinträchtigen. Wenn Sie daher ihren Puls regelmäßig untersuchen, können Sie solche Anomalien frühzeitig erkennen und behandeln.

Arrhythmie heißt unregelmäßiger Puls. Einige Schläge sind sehr kräftig, unmittelbar danach folgen extrem leise und schwache Pulsschläge. Diese werden nach ein oder mehreren Pulsschlägen von einigen stärkeren abgelöst.

Diabetes

Der Puls einer zuckerkranken Person ist zu Beginn der Krankheit regelmäßig, aber etwas schrill. Dauert die Krankheit ohne Behandlung an, wird der Puls schwach und schrill. Gleichzeitig sind Anzeichen von Vata Vikriti zu bemerken. Wenn die Krankheit ihren Höhepunkt erreicht, ist der Puls leise, zeigt Vata Vikriti und klingt schrill.

Chronischer Husten und Asthma

Bei diesen Krankheiten ist der Puls leise und schwach. Außerhalb der Anfälle ist er jedoch regelmäßig und stabil. Während eines Anfalls wird der Puls sehr schnell und laut mit zeitweiligen Unregelmäßigkeiten. Er wechselt in Abständen von laut auf leise.

Schlaflosigkeit und Schlafstörungen

Hierbei tritt ein ausgeprägter Vata Vikriti-Puls auf. Er klingt wie tick-tack, ist aber von längerer Dauer. Manchmal tritt zwischen tick und tack eine kurze Pause ein. Werden diese Zustände von übermäßigen Sorgen oder Ängsten verursacht, spürt man neben den genannten Merkmalen zusätzlich eine Vibration des Pulses.

Verschiedene emotionale Beschwerden

Eine kurzfristige emotionale Störung des mentale Gleichgewichts zeigt sich als Vikriti-Puls, während langfristige emotionale Störungen als Krankheit anzusehen sind. Im Folgenden sind die Merkmale des Pulsschlags bei einigen emotionalen Veränderungen beschrieben:

Ständiger Ärger und Unzufriedenheit: Der Puls einer Person mit diesen Symptomen ist ein Pitta Vikriti-Puls extremer Natur. Das heißt, der hüpfende Pulsschlag dauert lange an und wird nur kurz von normalem Pulsschlag abgelöst.

Ständige Ängste und Sorgen: Es gibt Menschen, die selbst in alltäglichen Lebenssituationen permanent ängstlich sind. Dies äußert sich in extremem Vata-Puls mit zusätzlichen Pulsvibrationen. Der Puls dieser Personen zeigt etwa ein langes tick ... tack ... tick ... tack ... tick... mit Vibrationen. Bei besonders ängstlichen Personen ist der Pulsschlag auch laut.

Trauriger und deprimierter Mentalzustand: Der Puls solcher Personen ist wie ein extremer Kapha Vikriti-Puls, klingt aber noch leiser und langsamer. Die Dauer jedes Pulsschlags scheint nachzuklingen, nach einer kurzen Pause folgt ein langsamer und verzögerter Abklang.

Mentale Störungen

Im Fall extremer mentaler Störungen, wenn der Patient Koordination und Rationalität fast gänzlich verloren hat, ist der Puls zuerst schnell und laut und wird dann plötzlich sehr leise und abfallend. Alsdann wird er wieder sehr laut. Wenn in diesem Fall der Puls schwach ist, ist das für den Arzt kein Zeichen dafür, dass der Patient in ein Koma verfällt oder an einer unheilbaren Krankheit leidet.

Schock, Ohnmacht oder Heben übermäßig schwerer Gewichte

Manche Personen fallen in Ohnmacht, wenn Sie einen Schock erleiden. Der Schock kann durch einen Unfall, etwa einen Fall von großer Höhe, verursacht werden, oder auch bei Erhalt einer schlechten Nachricht auftreten. Eigentlich ist der Schock in beiden Fällen mental, bei einem Unfall ist es in erster Linie die Angst vor dem Tod, die das Bewusstsein auslöscht. Es gibt auch Personen, die vom Tragen übermäßig schwerer Gegenstände oder durch Überanstrengung ohnmächtig werden.

Der Puls einer ohnmächtigen Person ist, aus welcher Ursache immer, so schwach, dass man ihn kaum findet. Manchmal kann der Puls sogar kurzfristig ausfallen. Zur Normalisierung des Pulses ist das Massieren von Händen und Füßen hilfreich.

Der Puls bei schweren Krankheiten

Wenn der Puls unter Ihren Fingern verloren geht und Sie ihn dann sehr schwach unter einem anderen Finger spüren als vorher, so ist das ein Zeichen einer schweren Krankheit, welche sofortige Behandlung erfordert. Der Puls wird abwechselnd leise und laut und wechselt an Stärke. Dieser Puls darf aber nicht mit jenem bei einer unheilbaren Krankheit verwechselt werden.

Prananashini Puls (Der Puls angesichts des Todes)

Im Sharngadhara Samhita findet sich eine Beschreibung des Pulsschlags als Anzeichen des bevorstehenden Todes (III, 5), dieser wird Prananashini Puls genannt. Als Prana wird das Lebenselement in uns bezeichnet. Körper und Seele bleiben beieinander, ihre Verbindung wird durch die ständige Atmung genährt. Das Atmen ist die Verbindung eines Individuums mit dem Kosmos. Hört die Atmung auf, endet das Leben. Deshalb wird das Ein- und Ausatmen der lebenswichtigen Luft auch Prana genannt. Nashini bedeutet destruktiv.

Der Puls ist leise und kraftlos. Die Durchblutung ist infolgedessen sehr schwach. Auch kommt es nach etwa 20 – 25 Sekunden jeweils zu einer Pause von 2 bis 4 Sekunden. Pulsschlag und Pause werden im selben Rhythmus ständig wiederholt. Das ist ein Zeichen für das bevorstehende Lebensende.

Doot Nadi Vigyan (Die Wissenschaft der Pulsuntersuchung durch einen Sendboten)

Ich habe bereits erwähnt, dass man zur Pulsuntersuchung Sattva benötigt, Kraft und Ruhe des Geistes, sowie einen höheren Bewusstseinszustand. Laut Ayurveda kann ein guter Arzt den Zustand eines Patienten durch Untersuchung des Mediums diagnostizieren. Es gibt jede Menge Literatur zu diesem Thema, in der die Pulsuntersuchung des Sendboten beschrieben wird, um daraus auf den Zustand des Patienten zu schließen. Da ich auf diesem Gebiet persönlich keinerlei Erfahrungen habe, möchte ich die Gültigkeit dieser Erläuterungen nicht bekräftigen. Bei meinen Privatstunden sprechen manche Personen über ihre nächsten Verwandten und bitten mich um Behandlungsvorschläge für bestimmte Beschwerden. Anhand der kurzen Beschreibung kann ich wohl das Prakriti dieser nicht persönlich anwesenden Person feststellen. Ich werde aber nicht den Puls einer Person untersuchen, die als Medium des Patienten fungiert. Laut Charaka Samhita soll man mit *Yukti* (Vernunft) arbeiten. Für mich persönlich stellt sich daher das ‚Doot Nadi Vigyan' als Phantasieprodukt dar. Trotzdem möchte ich dieses Thema hier ansprechen, da es in Zusammenhang mit der Pulsuntersuchung häufig erwähnt wird.

6
Zusammenfassung

Der Leser möge sich vor Augen halten, dass die Pulsdiagnose nur eine von vielen ayurvedischen Methoden ist, also nicht als einzig mögliche Diagnose gedacht ist. Wohl habe ich Beispiele von einigen besonders erfahrenen Vaidyas angeführt, die auf Grund ihrer immensen Weisheit durch die Pulsuntersuchung allein zu vollgültigen Ergebnissen kommen, man sollte sich aber darüber im Klaren sein, dass es sich hier um außergewöhnliche Doagnostiker bzw. um Weise handelt. Ich möchte daher die Leser ermutigen, die Pulsdiagnose zu erlernen, ihre Ergebnisse jedoch durch andere diagnostische Methoden zu verifizieren.

Im Kapitel über den Puls bei kranken Personen habe ich mich auf die Beschreibung einiger ausgewählter Krankheiten beschränkt. Das einschlägigeThema ist überaus umfangreich, das vorliegende Buch soll jedoch dem allgemeinen Studium dieser orientalischen Medizinschule für Leser aus aller Welt dienen. Die an orientalischem Wissen Interessierten sind wohl nur in Ausnahmefälle in ärztlichen oder anderen medizinischen Berufen tätig. Jedenfalls bietet dieser Abschnitt über die ayurvedische Pulsdiagnose eine Einführung in die Welt des Klanges aus unserem Inneren in all der Vielfalt an Varianten und Rhythmen. Auch wenn die Anwendung dieser Diagnosemethode für Sie kein spezielles Thema ist, können die beschriebenen Methoden zum Verständnis Ihres eigenen beitragen.

Die vorliegende Schrift möge ein neuer und zeitgemäßer Weg zur Erlernung der Pulsdiagnose für Studenten der ayurvedischen Medizin in Indien sein. Man beginne die Übungen möglichst früh, um bei Abschluss des Studiums und Eröffnung der Praxis bereits ein Experte zu sein. Der schulische Unterricht bietet nicht immer diese Art der Übungsprogramme für das Selbststudium. Nach dieser ersten Einführung in die Praktiken anhand der vorangehenden detaillierten Beschreibungen können Sie Ihr Wissen bei einem guten Vaidya weiter aufbauen.

Nicht zuletzt möchte ich betonen, dass Sie auch als Laie, der diese einfache und kostenlose Diagnosemethode an sich selbst anwendet, Ihre Kenntnisse über Ihren Körper vertiefen können. Indem Sie fortdauernd Ihren Puls messen, werden Sie intuitiv Ihr innerstes Wesen immer besser kennen lernen. Ich denke, dass kein Arzt der Welt und auch keine Diagnosemaschine Ihre Beschwerden und Unpässlichkeiten besser erkennen dürfte als Sie selbst. Die Pulsuntersuchung ist ein einfacher Weg zur Selbsterkenntnis.

OM SHANTI

Über die Autorin

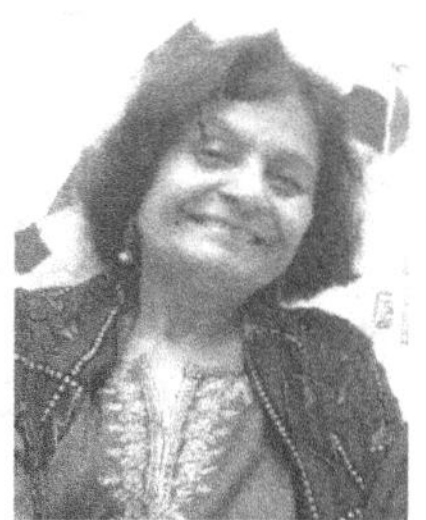 Neben dem Doktorat in Reproduktionsbiologie in Indien studierte Dr. Verma Neurobiologie an der Universität Paris und promovierte zum zweiten Mal. Sie forschte am National Institute of Health, Bethesda (USA) und am Max-Planck-Institut in Freiburg. Auf dem Höhepunkt ihrer Karriere in der medizinischen Forschung in einem Pharmaunternehmen in Deutschland erkannte sie, dass der moderne Ansatz der Gesundheitsversorgung im Grunde fragmentiert und nicht ganzheitlich ist. Außerdem richten wir alle unsere Bemühungen und Ressourcen darauf aus, Krankheiten zu heilen, anstatt die Gesundheit zu erhalten. Daraufhin gründete Dr. Verma 1986 die New Way Health Organisation (NOW), um die Botschaft des ganzheit- lichen Lebens, präventive Methoden für die Gesundheitsvorsorge und den Einsatz von sanfter Medizin und verschiedenen therapeutischen Selbsthil- femaßnahmen zu verbreiten.

Dr. Verma ist in einer starken Familientradition des Ayurveda mit einer Großmutter aufgewachsen, die eine große ayurvedische Weisheit besaß und eine begabte Heilerin war, die Menschen regelmäßig behandelte. Seit 23 Jahren studiert sie Ayurveda auf die traditionelle Guru-Shishya Weise bei Acharya Priya Vrat Sharma von der Benares Hindu Universität.

Dr. Verma ist eine leidenschaftliche Forscherin und arbeitet hart daran, die lebendige Tradition des Ayurveda zusammenzustellen und durch ihre Bücher und andere Aktivitäten in der Welt zu verbreiten. Sie hat achtund- zwanzig Bücher über Yoga, Ayurveda, Frauen und Gesellschaft veröffent- licht. Die Bücher erscheinen in verschiedenen Sprachen der Welt. Daneben hat sie zahlreiche wissenschaftliche Artikel veröffentlicht.

Weitere Bücher sind in Vorbereitung. Sie hält umfangreiche Vorlesungen, unterrichtetmehrere Monate im Jahr in Europa. Ein Film über Ayurveda mit ihr wurde 1995 vom deutschen Fernsehen gedreht und in 100 Ländern, in 130 Spra- chen und auch auf Doordarshan gezeigt. Es war der erste Film über Ayur- veda. Dr. Verma schreibt regelmäßig Kolumnen und Artikel für verschie- dene wichtige Zeitschriften wie Ayurved Sutra, Dharohar, Ah Zindagi, Life Positive und andere. Ihre Bücher und Artikel befassen sich mit prakti- schen Aspekten des Ayurveda und berühren das Leben vieler Menschen im In- und ausland.

Dr. Vermas größter Beitrag ist die Erforschung der ayurvedischen Esskultur und der lebendigen Tradition zur Heilung von Frauenbe- schwerden und -leiden. Sie hat internationale ayurvedische Rezepte beschrieben, um unserem modernen Leben und modernen Geschmack gerecht zu werden. Sie sagt, dass nicht jede indische Speise ayurvedisch ist und ayurvedisches Essen nicht indisch sein muß - es ist alles eine Frage des Ausbalancierens. Auch diese Bücher werden in verschiedenen Spra- chen veröffentlicht (siehe nachfolgende Buchliste).

Dr. Verma hat die Charaka School of Ayurveda gegründet, um inter- essierte Menschen mit echter ayurvedischer Ausbildung zu schulen, damit sie das Wissen über die ayurvedische Lebensweise weitergeben und Menschen davor bewahren können, Opfer der Scharlatanerie im Ayurveda zu werden. Es handelt sich nicht um ein kommerzielles Vorhaben, sondern um die Vermittlung von Wissen nur an die zutiefst Interessierten und an Schulkinder. Sie führt mehrere Forschungsprojekte zu Arzneipflanzen und deren Kombination in Form von Heilmitteln durch. Sie ist Gründerin und Vorsitzende der Ayurveda Health Organisation, einer gemeinnützigen Stiftung zur Verbreitung und Förderung von ayurvedischen Hausmit- teln und Yoga-Therapien in ländlichen Gebieten Indiens. Sie hält regel- mäßig Vorträge und Workshops für Schulkinder in den ländlichen und abgelegenen Gebieten des Himalaya, um die Weisheit der traditionellen

Wissenschaft und Medizin zu fördern. Innerhalb dieser Stiftung ist es ihr Hauptprojekt, eine Schule in Indien zu gründen, um arme Kinder neben der Ausbildung in verschiedenen praktischen Aspekten des Ayurveda wie Kochen, Herstellung spezieller Gewürzmischungen, Marmamassage, Hausmittel usw. zu schulen, damit sie in der bevorstehenden Ayurveda- Revolution in Indien eingesetzt werden können. Der wichtige Aspekt dieser Schule ist es, die Weisheit der Volksmedizin zu bewahren, die in fast allen Teilen Indiens lebendig ist. Besonders talentierte Menschen werden in diese Schule eingeladen, um die Schüler zu unterrichten. Die Schule ist nach ihrem legendären Guru Acharya Priya Vrat Sharma benannt.

Dr. Verma spricht Hindi, Punjabi, Französisch, Deutsch und Englisch und verfügt über Sanskrit-Kenntnisse.

Veröffentlichungen von Dr. Verma

1. Gesundheit durch Yoga und Ayurveda: Patanjalis Yoga-Sutras und ihre Anwendung auf Ayurveda (Englisch, Hindi, Deutsch)

2. Ayurveda – der sanfte Weg zur inneren Harmonie: Ernährung, Sexu- alität und Heilung (Englisch [USA, Indien], Deutsch, Italienisch, Französisch, Hindi, Slowenisch, Rumänisch)

3. Ayurveda – Der Weg des gesunden Lebens (Englisch [USA, Indien], Deutsch, Italienisch, Französisch, Hindi, Portugiesisch, Tschechisch, Slowenisch, Rumänisch).

4. Das Kamasutra für Frauen (Englisch [USA, Indien], Deutsch, Fran- zösisch, Holländisch, Italienisch, Portugiesisch, Hindi, Malaysisch)

5. Ayurveda: Gesund und erfolgreich im Alltag und Beruf (Deutsch, Englisch [USA und Indien], Hindi)

6. Das Ayurveda-Programm für jeden Tag (Deutsch, Tschechisch, Fran- zösisch, Slowenisch, Englisch)

7. Die Lebensküche – meine besten Ayurveda Rezepte (Englisch, Deutsch, Tschechisch, Hindi)

8. Natürlich leben mit Yoga (Englisch, Deutsch, Französisch, Italie- nisch, Slowenisch, Hindi)

9. Mit Ayurveda zu erfüllter Partnerschaft (Englisch, Deutsch, Hindi)

10. Das Ayurveda Schönheitsbuch (Englisch, Deutsch, Spanisch)

11. Abnehmen und schlank bleiben mit Ayurveda (Englisch, Deutsch, Slowenisch, Tschechisch, Hindi)

12. Das zeitlose Wissen des Ayurveda (Englisch, Deutsch)

1

Vorlesungen, Seminare und Trainingsprogramme

Für ausführliche Informationen über die Charaka Schule für Ayurveda und unsere anderen Programme in Indien und Europa besuchen Sie unsere Webseite oder mailen uns.

ayurvedavv@yahoo.com   www.ayurvedavv.com

Das Himalaya Zentrum

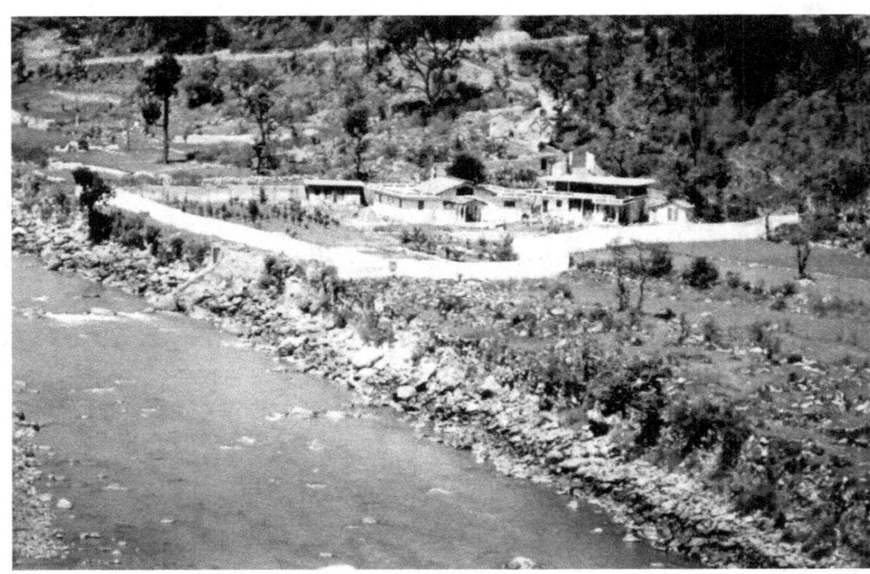

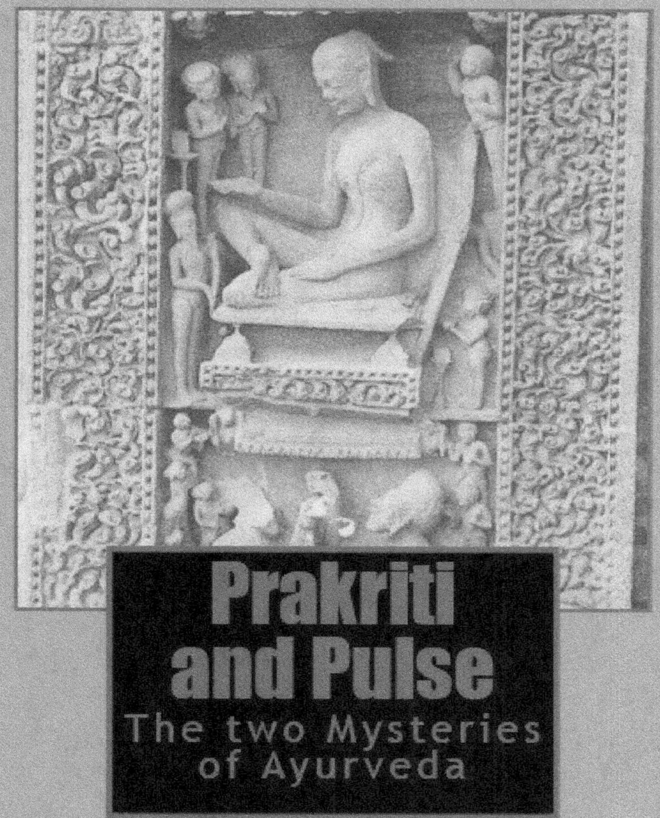

Dr. Vinod Verma

A renowned scientist and an authority on Ayurveda and Yoga,
Dr. Verma has written 23 books on diverse themes in these
fields. These books have been translated in various languages of the world. Some of her best sellers are The Kamasutra for Women, Yoga: A Natural Way of Being, Patanjali and

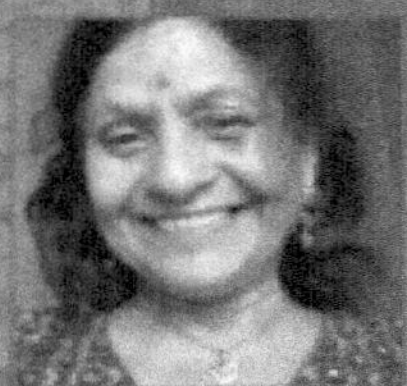

Ayurvedic Yoga and Companionship and
Sexuality. Find more about Dr. Verma
on the back pages of this book or at
www.ayurvedavv.com.

Due to the prevalence of mechanistic
view of life for the last two hundred
years, all human beings are treated like
machines and at the same level. With
the concept of prakriti that ascertains natural variation in
individuals, people get some breathing space for being and
accepting what they are.
Pulse is the music of life in our body. It helps us not only to
diagnose our state of health but also enhances the sensitivity towards our own body. The wisdom of prakriti and pulse
is beneficial for maintaining health and preventing ailments.

**Prakriti ascertains individual identity
at physiological and psychological
levels and pulse is the music of life in
our body.**

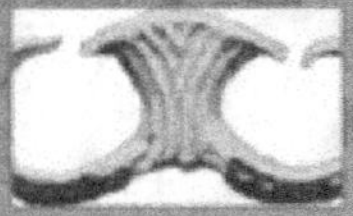

www.ingramcontent.com/pod-product-compliance
Lightning Source LLC
Chambersburg PA
CBHW061710250726
48657CB00002B/578